健康ライブラリー　イラスト版

新版

アルコール依存症から抜け出す本

監修　樋口　進　独立行政法人国立病院機構
久里浜医療センター院長

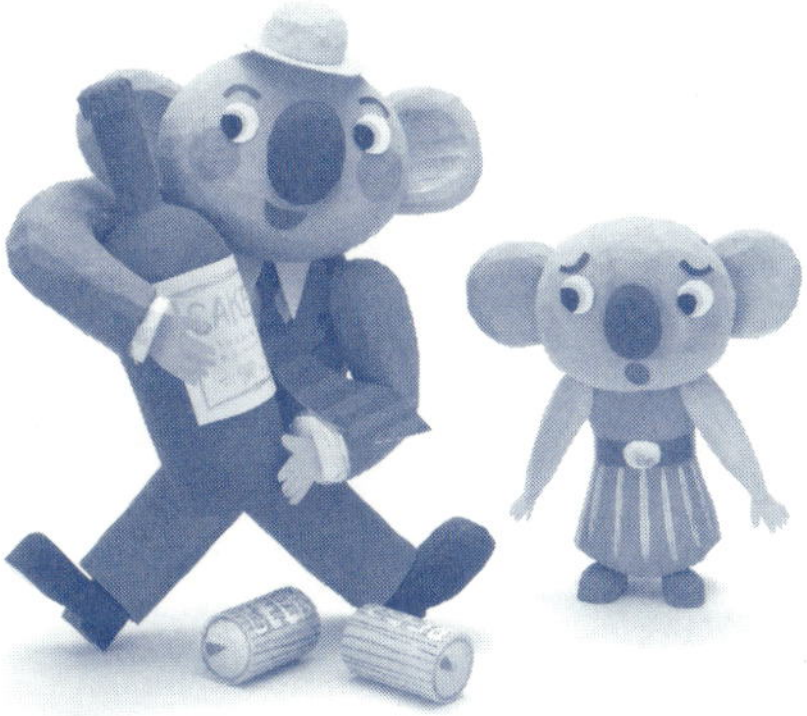

講談社

まえがき

私たちは二〇一三年に全国調査をおこない、日本には、現在アルコール依存症である人および過去のどこかでアルコール依存症だった人を合計すると一〇七万人いると推計しました。しかし、翌二〇一四年の厚生労働省による患者調査では、アルコール依存症で継続的に治療を受けていたのは、わずか六万人でした。なぜ、推計値の約五％の人しか、治療を受けていないのでしょうか。

ひとつには、本人が問題意識をもちにくいことがあります。アルコール依存症の人には、お酒関連の問題を否認する傾向があります。そのため、医療機関につながらないのです。

そしてもうひとつ、治療目標が本人にとって高すぎる場合があることも、問題になっています。依存症の治療では断酒が重要ですが、それを知って本人が治療を拒むことがあります。

その結果、依存症であるにもかかわらず、治療していないという事態になるのです。家族は問題を解決しようとするものの、受診になかなかつながらず、受診できても治療が続かないということになり、途方にくれてしまいます。

そこで近年、アルコール依存症の医療が見直されています。患者さんが医療から「ドロップアウト」することを防ぐために、より多様な治療が展開されているのです。

治療の基本は昔もいまも「入院」し「断酒」することです。しかし最近では「通院」で「減酒」することからはじめるケースもあります。私たちの病院でも二〇一七年に減酒外来を開設しました。カウンセリングやデイケアも多様になりました。薬の選択肢も増えています。

アルコール依存症の治療は、けっして難しいものではありません。軽症の人から重症の人まで、それぞれに合った治し方があります。医療機関や各種の相談窓口に問い合わせ、治療につながることができれば、光明はみえてきます。

本書が約一〇〇万人の潜在的な患者さんたちにとって、治療への一歩を踏み出すためのきっかけとなれば幸いです。

独立行政法人国立病院機構
久里浜医療センター院長
樋口 進

新版 アルコール依存症から抜け出す本

もくじ

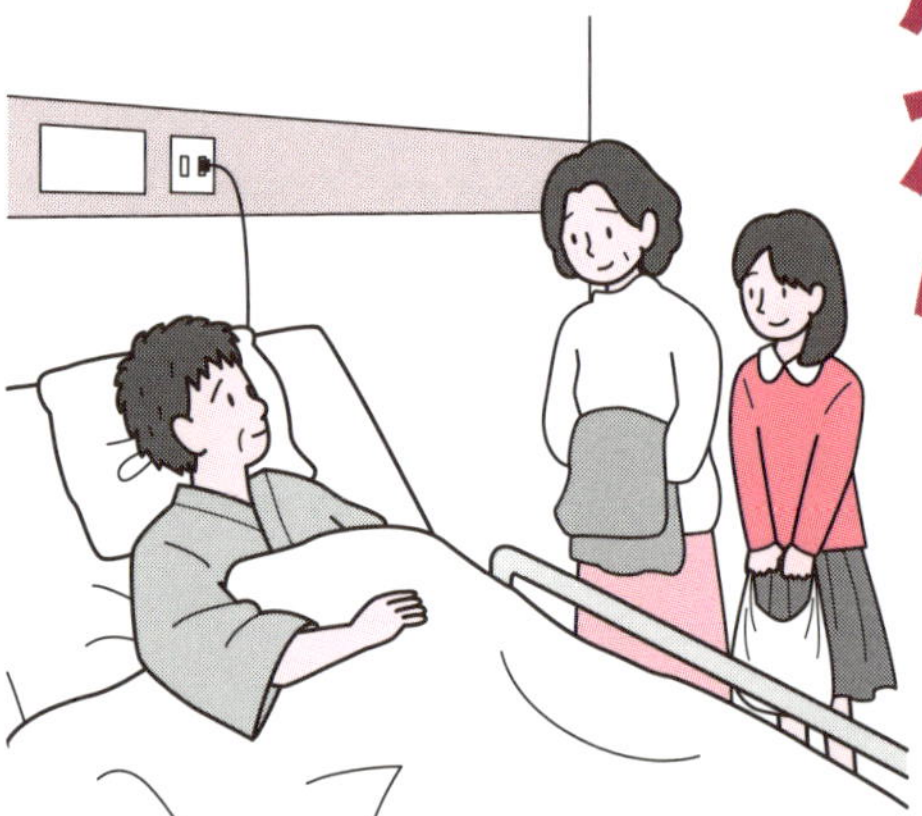

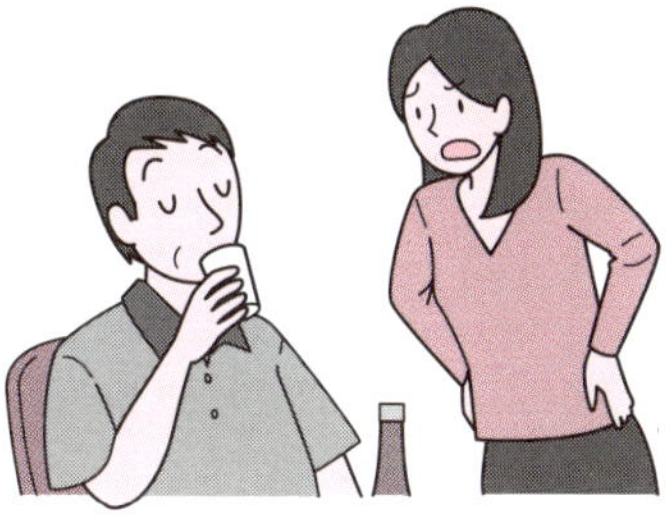

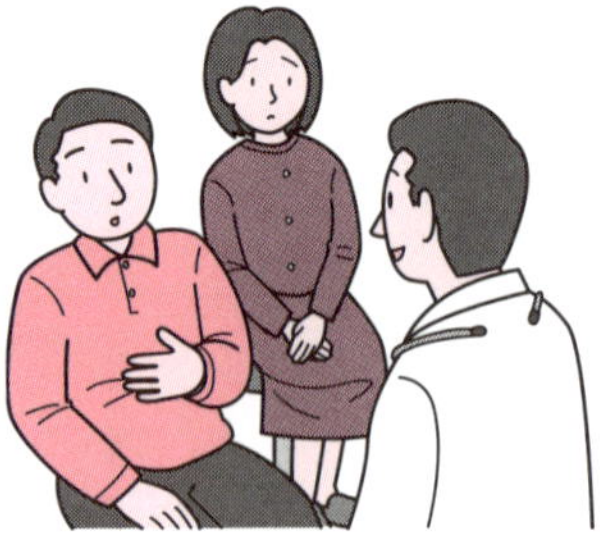

4 断酒・減酒をめざして、治療を受ける

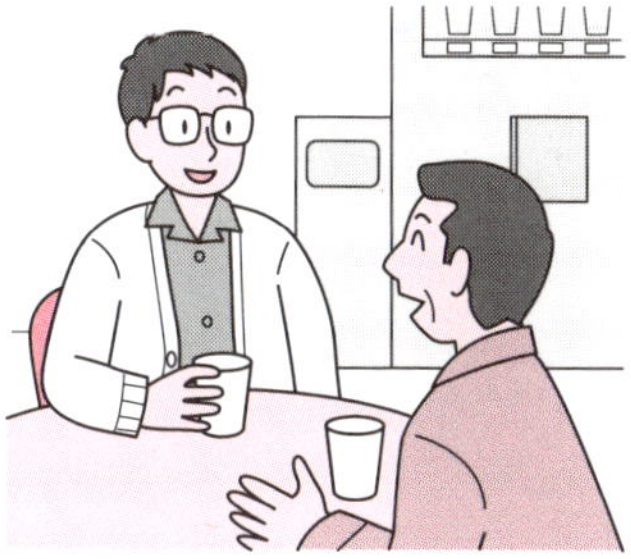

治療から「ドロップアウト」してしまうことが問題に

アルコール依存症という病気には「本人が病気に気づきにくい」「気づいても治療がなかなか続かない」という特徴があります。一度治療を受けはじめても、ドロップアウトしてしまい、完治につながらない人がいるという問題があるのです。

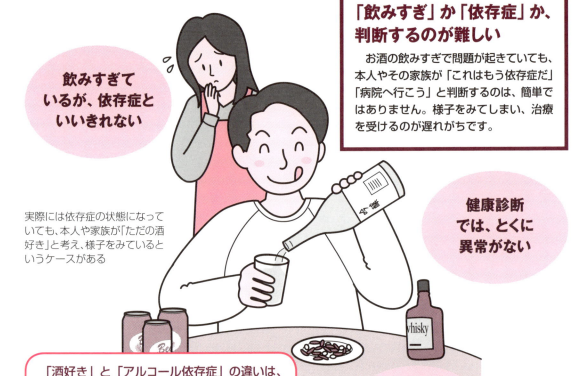

「飲みすぎ」か「依存症」か、判断するのが難しい

お酒の飲みすぎで問題が起きていても、本人やその家族が「これはもう依存症だ」「病院へ行こう」と判断するのは、簡単ではありません。様子をみてしまい、治療を受けるのが遅れがちです。

飲みすぎているが、依存症といいきれない

健康診断では、とくに異常がない

家族は心配しているが、本人に問題意識がない

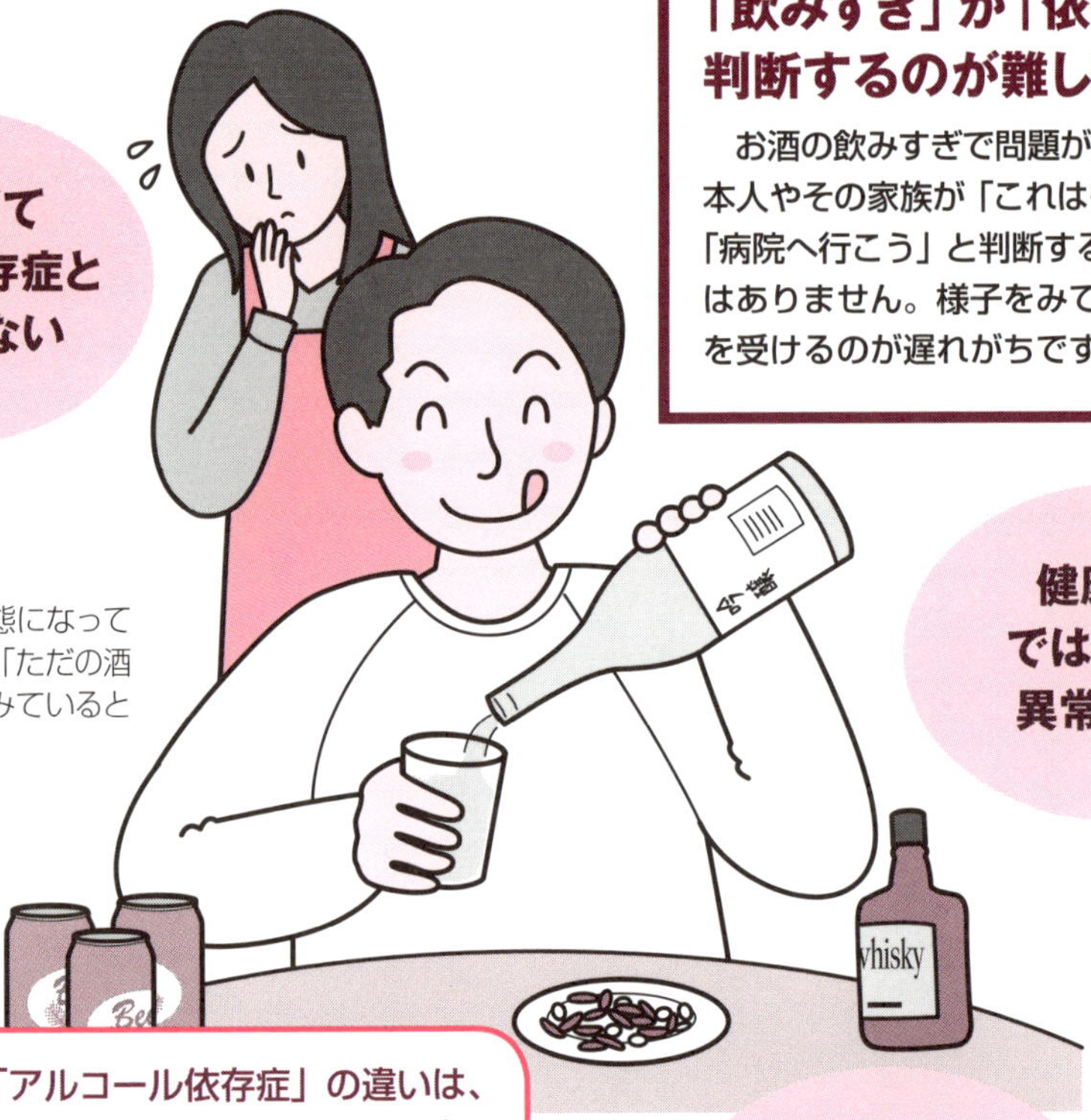

実際には依存症の状態になっていても、本人や家族が「ただの酒好き」と考え、様子をみているというケースがある

「酒好き」と「アルコール依存症」の違いは、どこにあるのでしょうか。それがわかれば、早期に対応をはじめられます。本書は第1章で、いくつかの事例を通じて、依存症を見分けるためのポイントを解説しています。

→依存症の事例は第1章（12～25ページ）へ

「依存症」だとわかっても治療がなかなか続かない

飲みすぎて体調をくずしたことをきっかけに、医師から依存症だと言われるケースもあります。しかし、それでも本格的な治療につながらないことがあり、問題になっています。

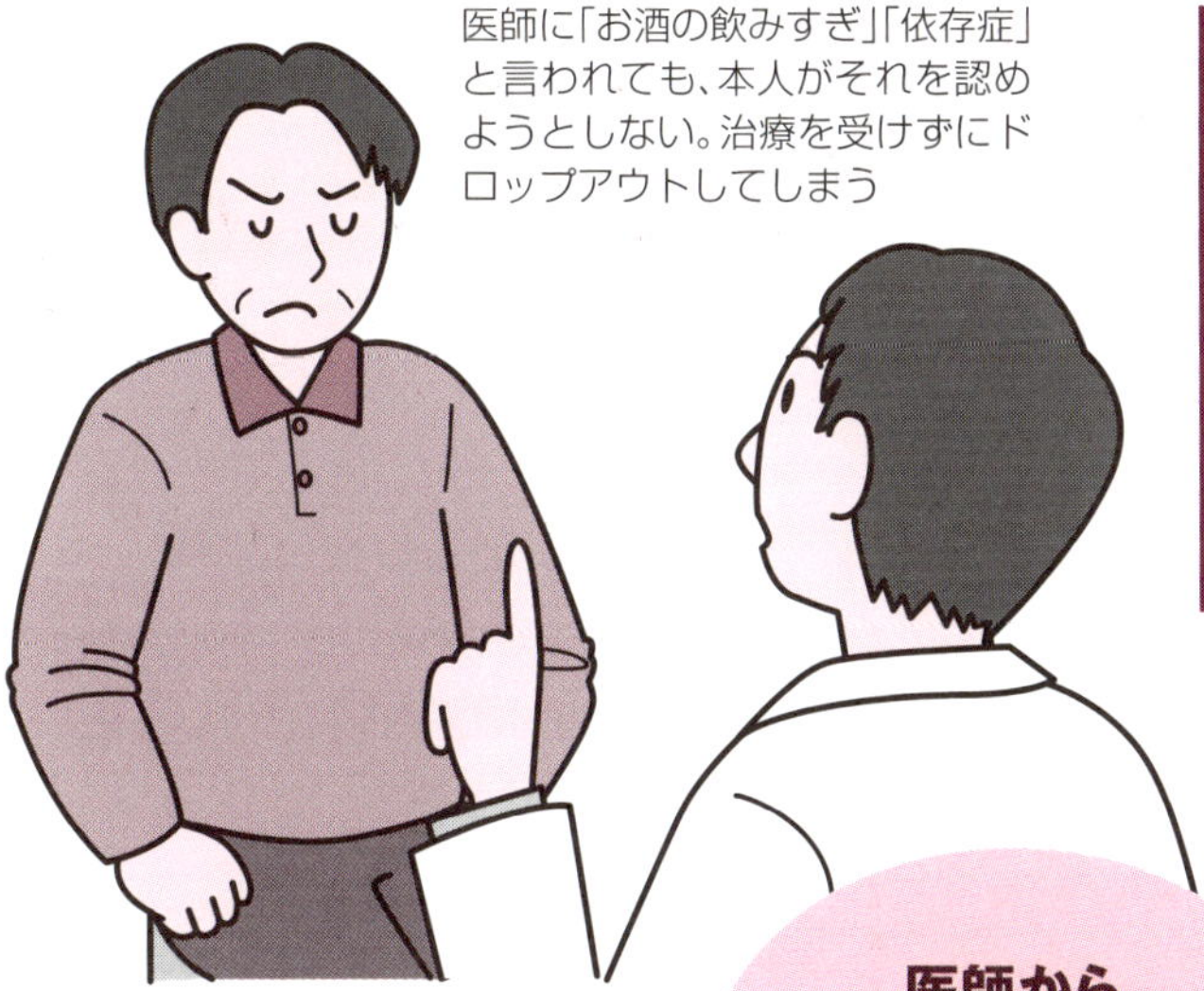

医師に「お酒の飲みすぎ」「依存症」と言われても、本人がそれを認めようとしない。治療を受けずにドロップアウトしてしまう

体調不良やケガなどをきっかけに医療機関へ

→ **医師から依存症や依存症の疑いを指摘される**

→ **治療を拒否する人・治療から脱落する人がいる**

なぜ依存症だとわかっても治せないのか

- 「断酒」を目標とすることに耐えられず、治療からドロップアウトする
- 飲み方の「コントロール障害」があり、治療中でも飲酒してしまうことがある
- 病気を「否認」する感情があり、治療に対して否定的になりやすい

アルコール依存症は「否認の病」といわれています。本人は病気であることを、なかなか認められません。また、依存症の人が飲み方を調節し、お酒を断つのは、簡単なことではありません。依存症の特徴を理解し、根気よく治療にとりくんでいく必要があります。

→依存症の特徴は第2章（28～49ページ）へ

治療の基本は「断酒」だが「減酒」も選択肢のひとつに

アルコール依存症の治療では「断酒」が目標となりますが、近年は軽症例向けに「減酒」を目標とする治療も実施されています。治療にとりくみやすい環境を整え、治療からのドロップアウトを防ぐ工夫がおこなわれているのです。

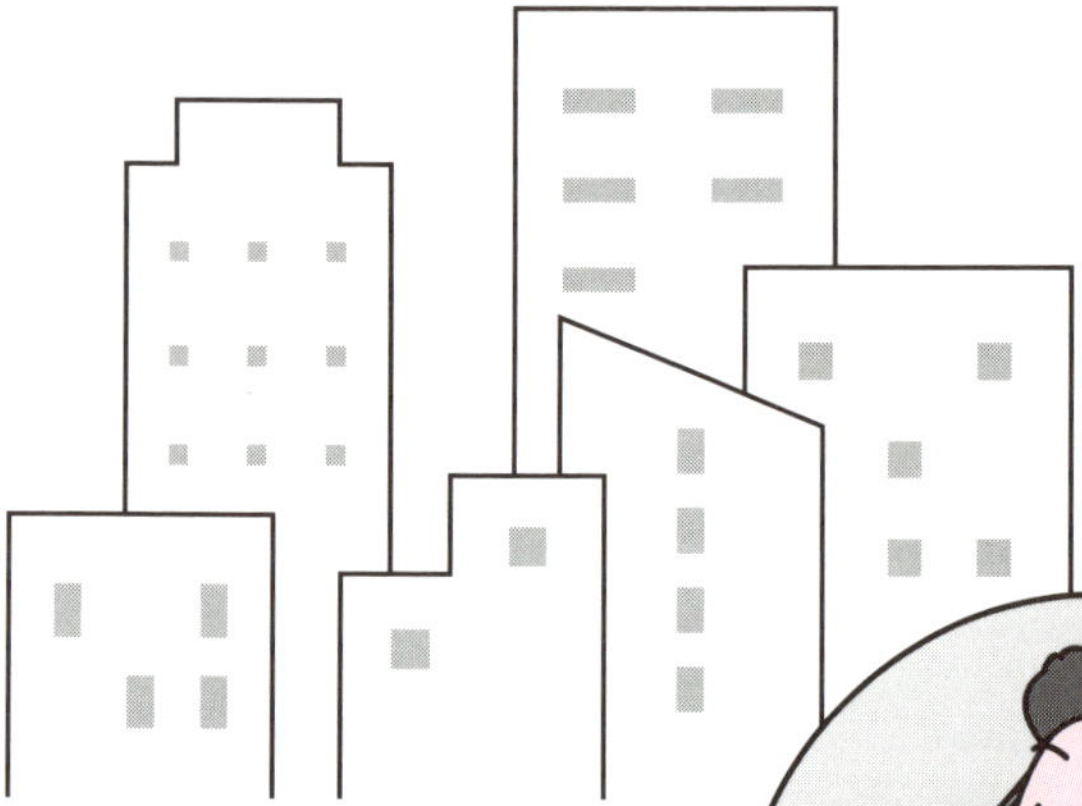

地域の精神保健福祉センターなど、公的機関に問い合わせることで、治療の道すじがみえてくる場合もある

医療機関への相談や通院を根気よく続ける

アルコール依存症を治すためには、医療機関への相談や受診、治療を根気よく続けることが大切です。家族だけでは対応しきれない病気だと考えましょう。

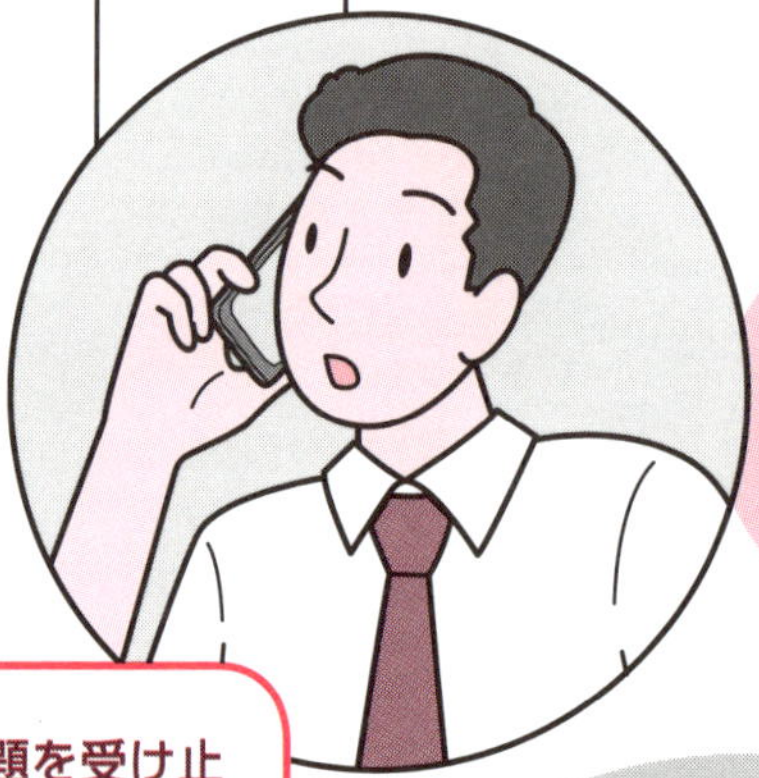

医療機関を受診し、専門家と治療する

（58ページへ）

トラブルが起きたら、家族だけで対応する

（54ページへ）

本人や家族がお酒関連の問題を受け止め、しかるべき機関に相談することから、依存症の本格的な治療がスタートします。相談相手がいれば、治療を根気よく続けていくこともできます。依存症の治療において、相談することはとても重要です。

→相談の仕方・窓口の探し方は
第3章（52～71ページ）へ

本人の状態や心境に合った治療法を探す

アルコール依存症の治療では、お酒を飲まない「断酒」が目標となります。しかし症状の程度によっては、まずお酒を減らす「減酒」からはじめ、徐々に断酒をめざすこともできます。依存症に苦しむ本人に合った治療法を探しましょう。

医療機関を受診し、入院治療を受けて断酒するというのが基本的な治療

本人の状態や心境によっては「相談」「通院」「減酒」というオプションも選択できる

基本的な治療の流れ

医療機関を受診する

入院治療を受ける

断酒を続けていく

応用的な治療も選択できる

公的機関などに相談する

まずは通院をはじめる

減酒を一時的な目標に

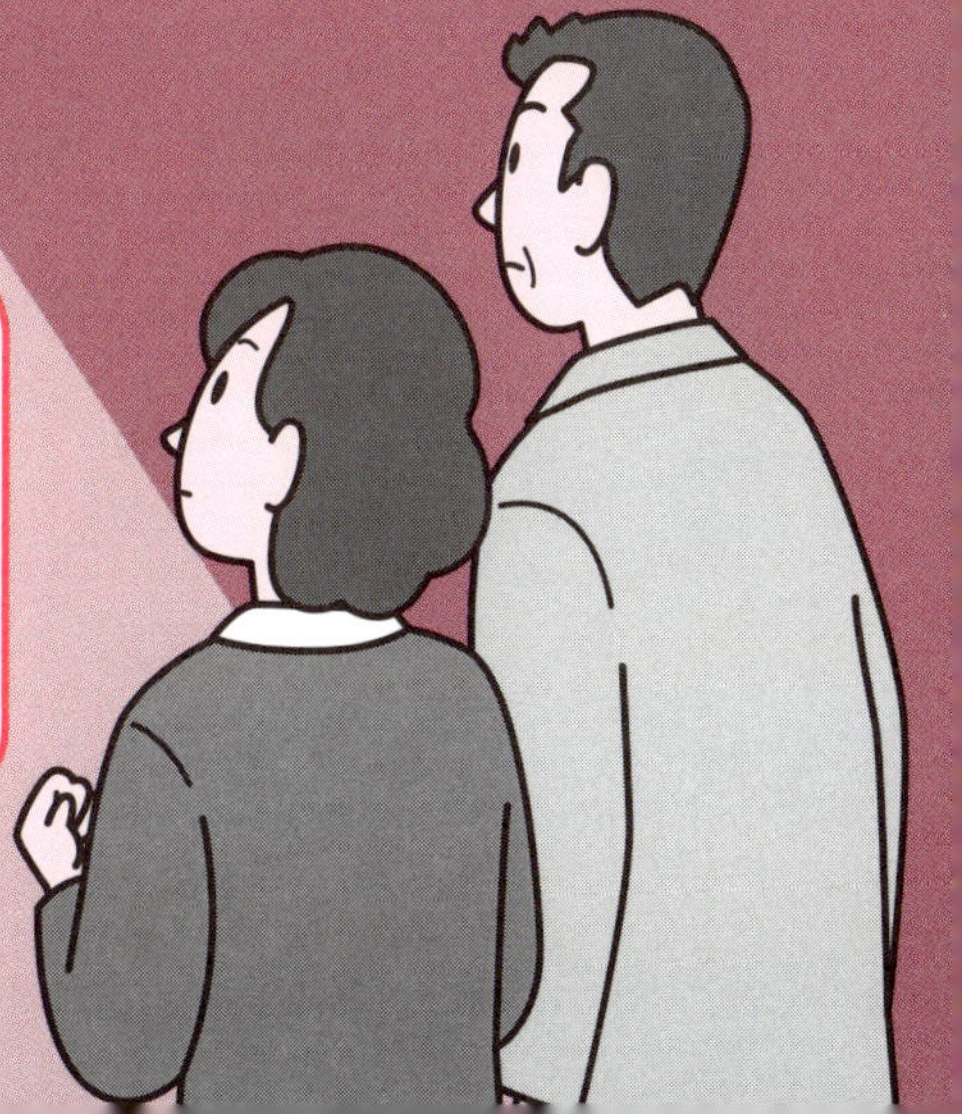

アルコール依存症の治療では「入院・断酒」が原則とされてきました。しかし近年は、入院・断酒を基本的な治療としながらも、「通院」や「減酒」といったオプションが増え、治療の幅が広がっています。治療にとりくみやすい環境が整ってきているのです。

→「減酒外来」など最新の治療は第4章（74〜97ページ）へ

家族で抱えこまず、医療機関や自助グループに相談を

アルコール依存症に本人だけ、家族だけの力で立ち向かっていくのは、苦しいでしょう。いつか息切れしてしまう日がくるかもしれません。この病気を治すためには、医療機関や自助グループに相談し、人の支えを得ることが欠かせません。

多くの人の支えを得て、治療を続けていく

残念ながら、アルコール依存症は再発する病気です。一度治っても、ふとしたきっかけで本人が飲酒し、症状が再び現れることがあります。しかし、再発してもまた治すこともできます。医師や支援者、仲間の力を借りながら、あきらめずに治療を続けていきましょう。

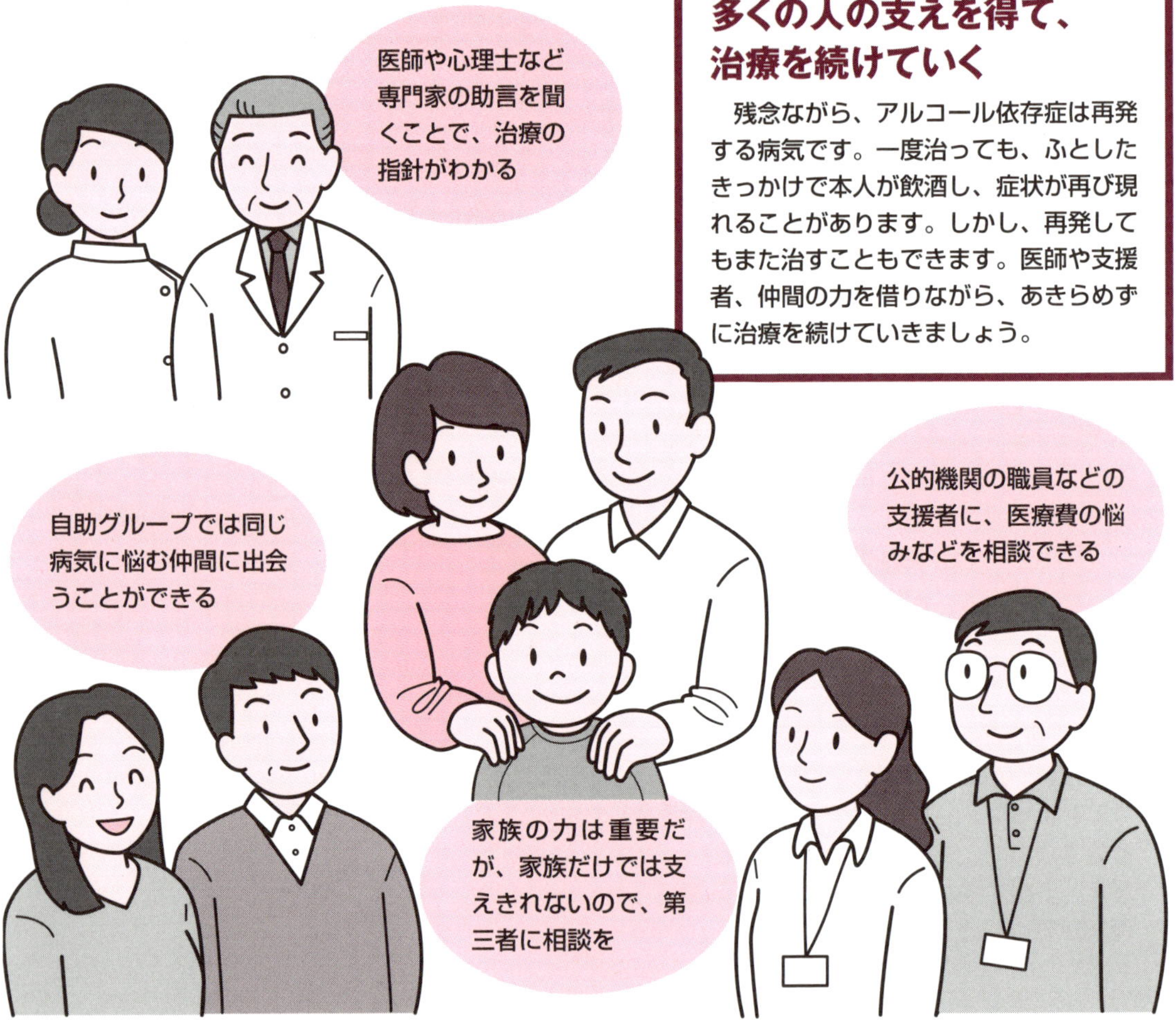
医師や心理士など専門家の助言を聞くことで、治療の指針がわかる
自助グループでは同じ病気に悩む仲間に出会うことができる
公的機関の職員などの支援者に、医療費の悩みなどを相談できる
家族の力は重要だが、家族だけでは支えきれないので、第三者に相談を

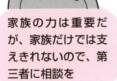

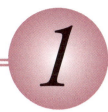

1

どこまで飲むと、アルコール依存症なのか

アルコール依存症の人には、特有の行動や症状があります。
それらを知っておけば、依存症に早く気づき、
重症化する前に対応することができます。
第1章では6人の事例を通じて、依存症の特徴を解説します。
どこまで飲むと依存症といえるのか、知っておいてください。

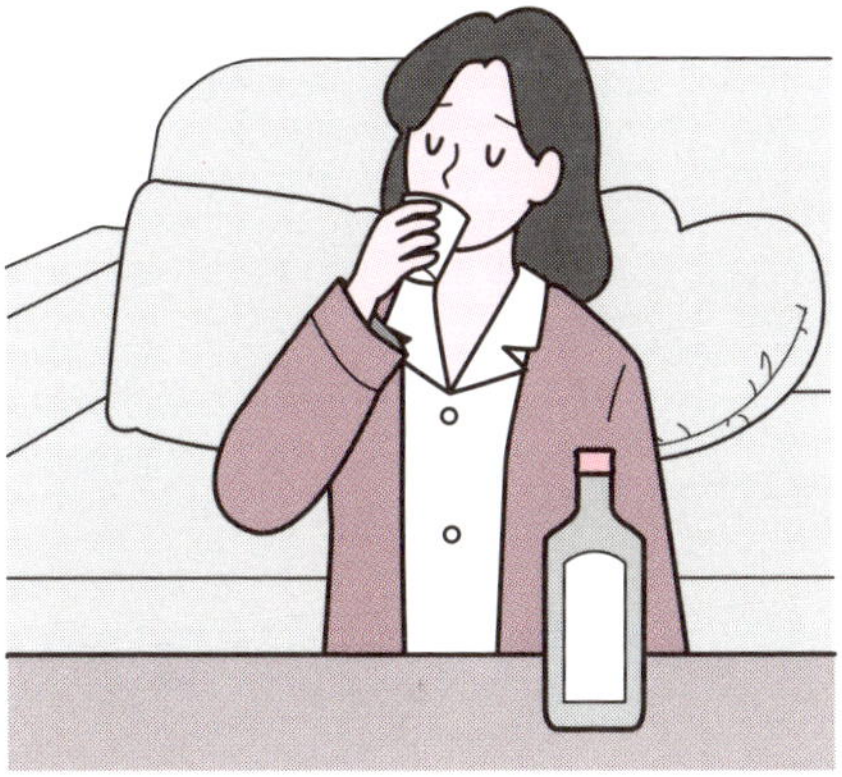

軽度の依存

Aさん

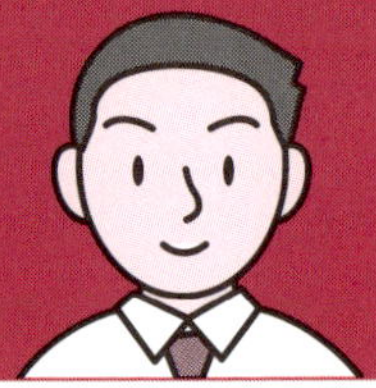

酒ぐせが悪く、宴席でトラブルを起こしてしまう

プロフィール

Aさんは30代の男性会社員。既婚者です。ふだんはまじめで口数が少なく、仕事熱心な人ですが、お酒を飲むと態度が変わります。酒ぐせの悪い人として、同僚に警戒されています。

1

Aさんはお酒が好きで、一晩でビールをジョッキ2〜3杯、焼酎をグラス3〜4杯は飲んでしまいます。そして酔うと口数が増え、不用意な発言が多くなりがちです。

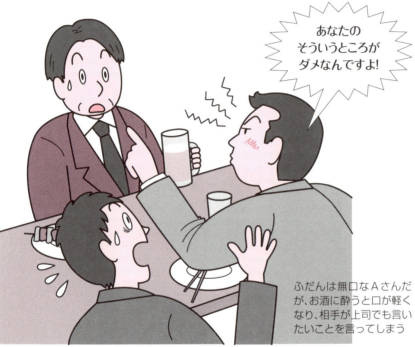

ふだんは無口なAさんだが、お酒に酔うと口が軽くなり、相手が上司でも言いたいことを言ってしまう

Aさんは酒席での発言を後日、覚えていないことがある。そのように飲酒中の記憶を失うことを「ブラックアウト」という

2

酒席で上司の仕事を批判したり、取引先と口論をしたりして、トラブルを起こしたことがあり、妻や上司からお酒の飲み方を注意されています。

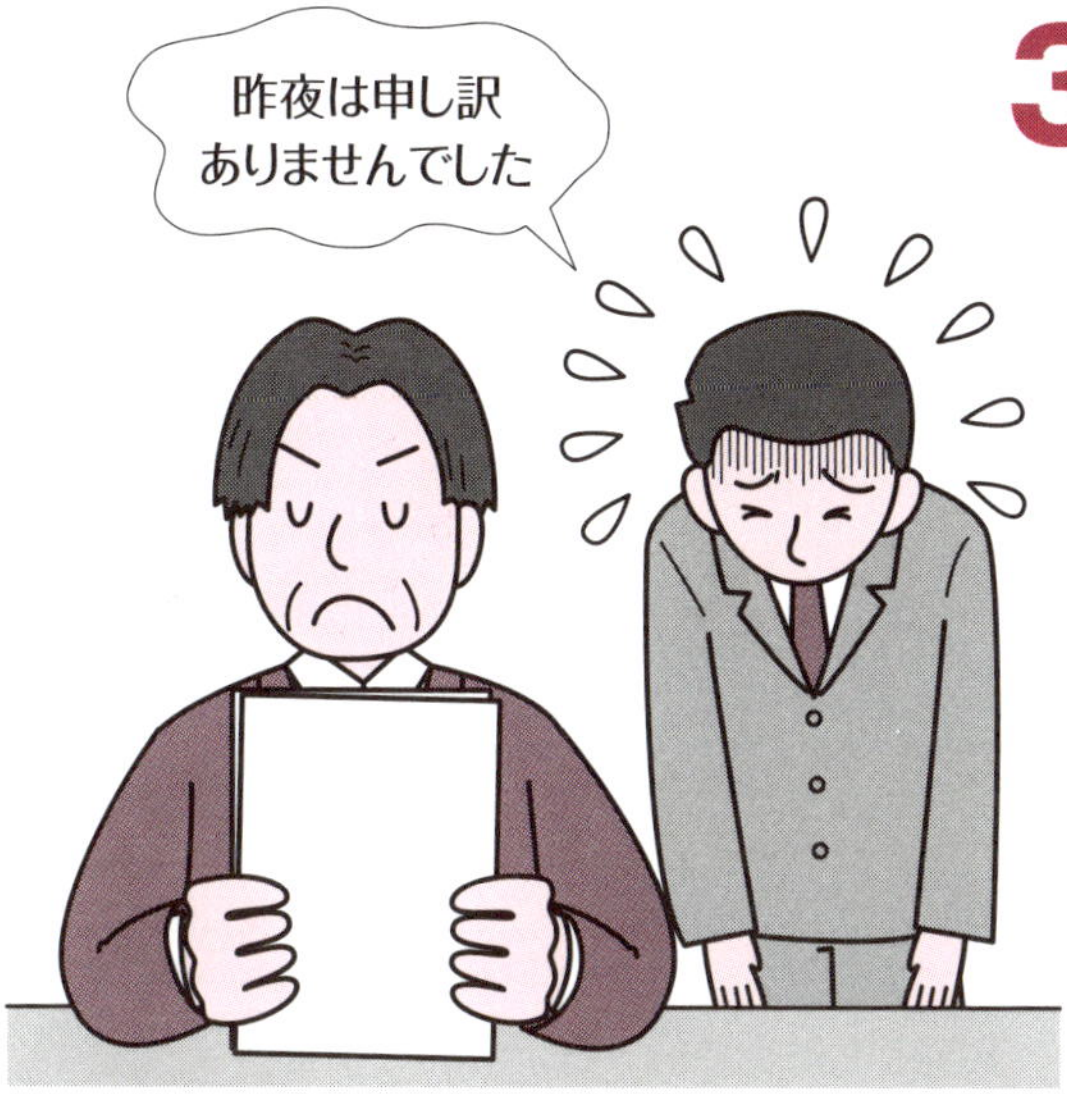

根はまじめなので、きちんと謝罪をするが、たびたび問題を起こすため、一部の人にはあきれられている

3 　Ａさんは、酒席での問題を覚えていない場合もありますが、酒ぐせが悪いという自覚はあり、トラブルを起こしたことに気づけば反省し、謝罪します。

4 　しかし、しばらくするとまたよく飲むようになり、同じような問題を起こしてしまいます。お酒が好きで、飲みはじめると、なかなか止められないのです。

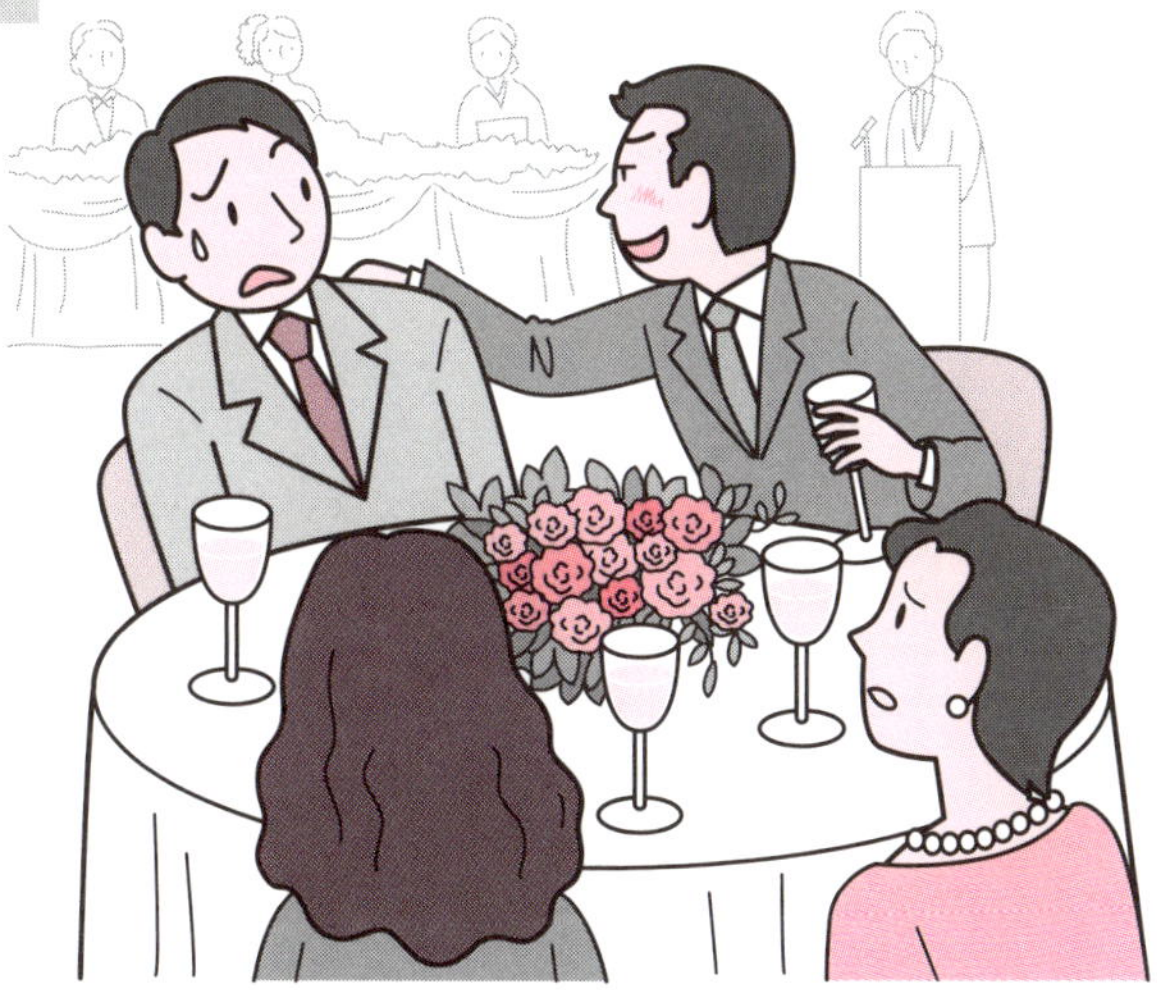

知人の結婚式で飲みすぎて悪酔いし、ほかの参加者にからんでしまったこともある

Ａさんは依存症？

キーワード
- 酒ぐせの悪さ
- 反省

　酒ぐせが悪いのは確かですが、それだけでは依存症といえません。そのあとの対処が重要です。Ａさんの場合、酒ぐせは悪くてもそれを反省し、飲み方を多少は調節しているので、依存症には該当しないでしょう。しかし問題は大きく、治療を受けたほうがよいといえます。依存症の人には問題を「否認」する傾向があり、また、飲み方の調節も困難です。そのため、問題は徐々に悪化していきます。

（→28・32・42ページへ）

5 　酒ぐせの問題が解消できないＡさんですが、まだ深刻な事態になっていないこともあり、飲み方を根本的に直そうとはしていません。その調子でよいのでしょうか。

定年後、昼酒を飲み「酒で死ねれば本望」と言う

軽度の依存

Bさん

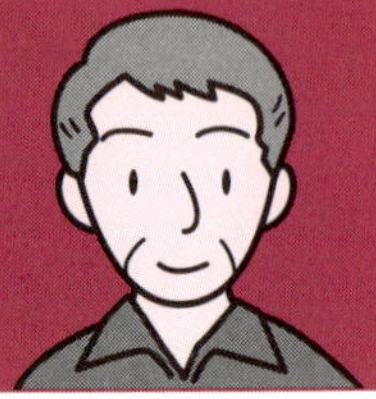

プロフィール

60代の無職男性。数年前に定年退職し、年金暮らしです。妻と2人で暮らしていて、娘一家が近所に住んでいます。30代の頃からほぼ毎日、ワインを1本程度飲む生活をしていましたが、定年後は昼からお酒を飲むようになり、酒量が増えています。

1　会社員時代には営業マンだったBさん。仕事の付き合いで深夜や明け方まで飲み歩くことが多く、30代でワイン、40代でウイスキーにこだわるようになりました。

2　退職して、朝まで飲み歩くことはなくなりましたが、そのかわりに、昼間からお酒を飲むようになりました。自宅でも外食時も、お酒が欠かせなくなっています。

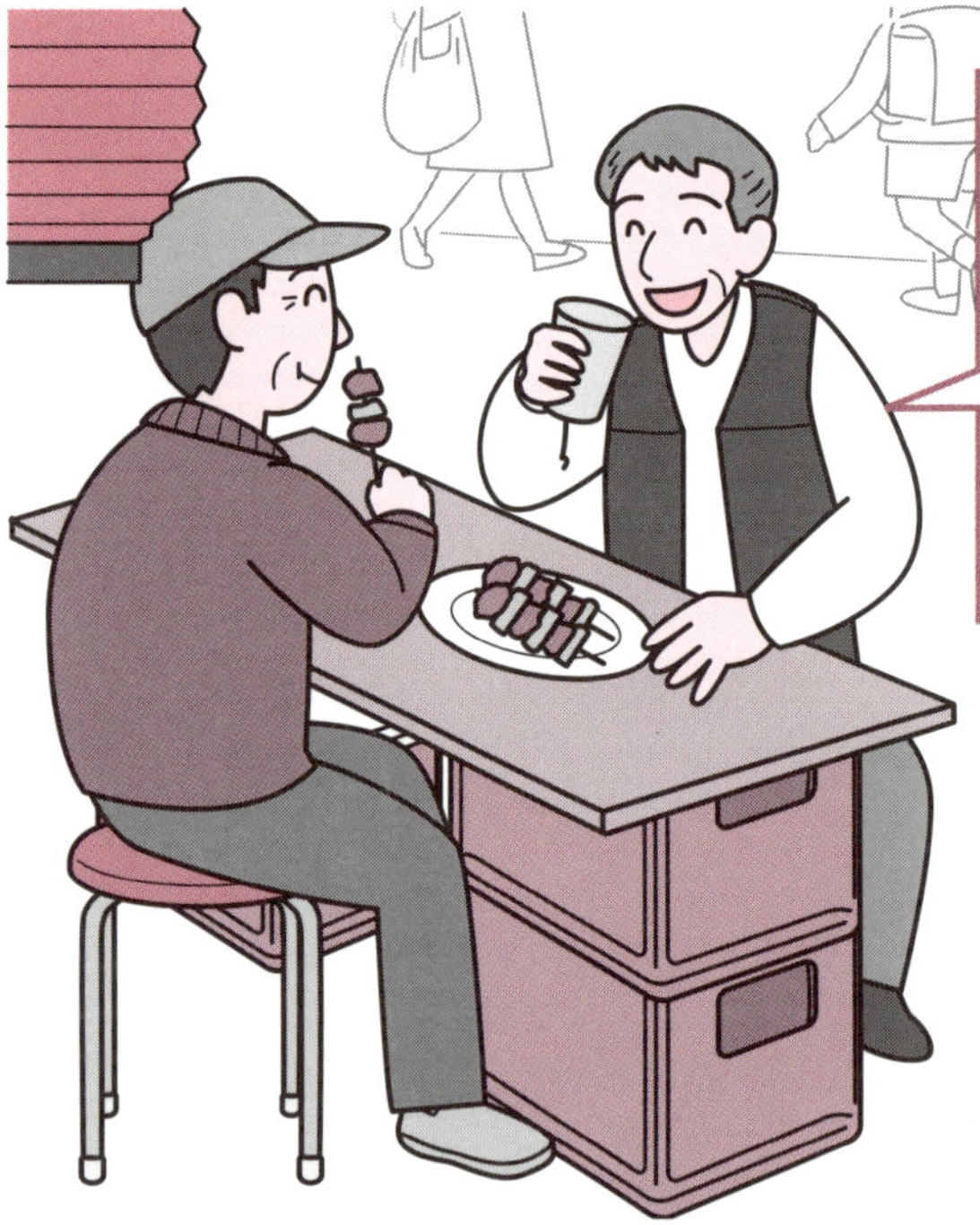

もともとお酒をよく飲んでいた人が、定年を機に酒量を増やし、依存症に陥るというケースがある。それまでは歯止めになっていた仕事がなくなり、お酒関連の問題が急激に悪化する

同じように定年退職したかつての仲間と連れ立って、まだ明るいうちから飲みに出る。昼からお酒が飲める店にくわしくなっている

3　妻や娘には昼酒をやめてほしいと言われますが、Bさん自身は問題だと感じていません。体は健康そのもので、酒量を減らす必要があるとは思えないのです。

4　Bさんは毎年、市の無料健康診断を受けていますが、その結果は「異常なし」です。ときおり肝機能の数値を注意されますが、急を要するような状態ではありません。

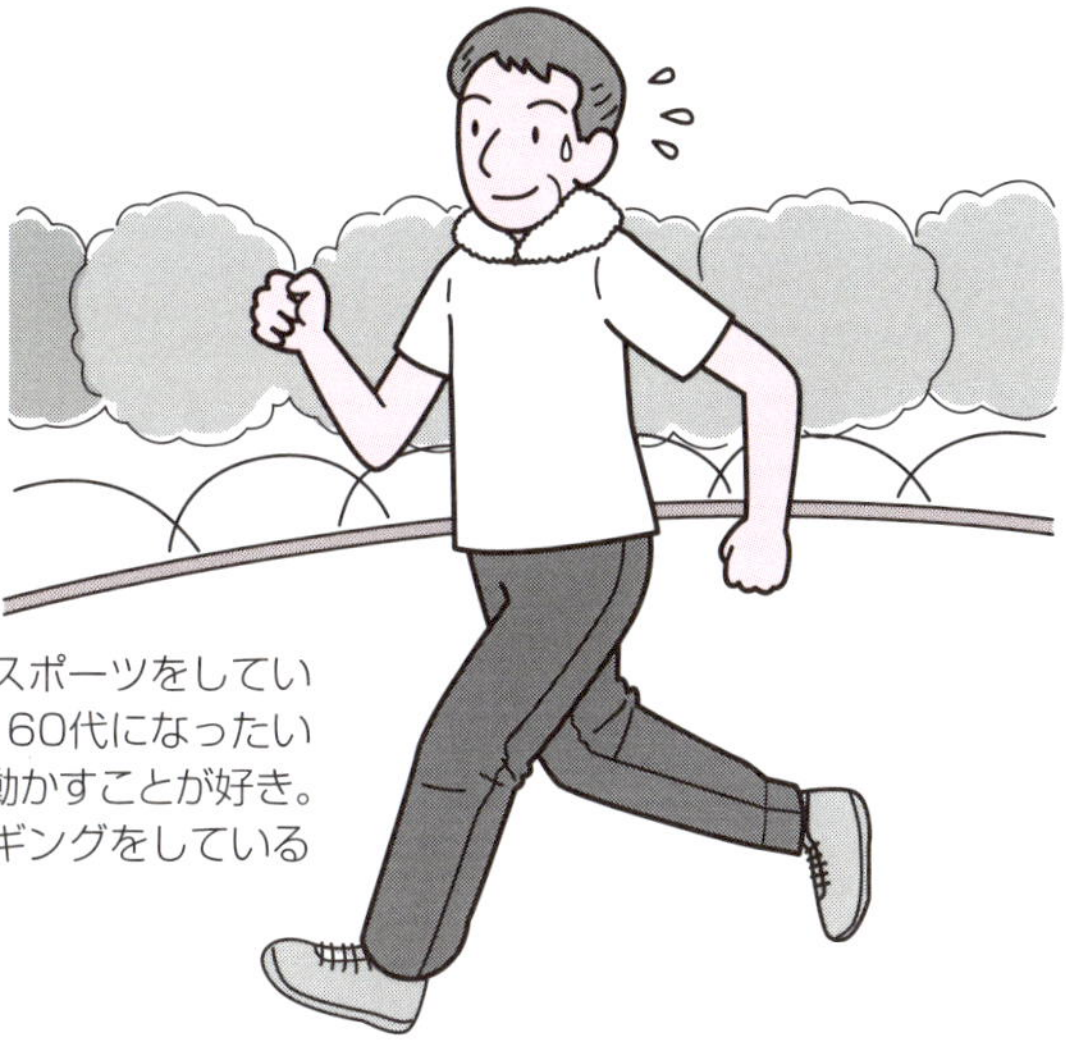

若い頃からスポーツをしていたBさんは、60代になったいまでも体を動かすことが好き。早朝にジョギングをしている

5　ただ、昼から飲んでいることもあり、Bさんの飲酒量や飲む時間は徐々に増えています。本人も家族もとくに対策をとっていませんが、大丈夫なのでしょうか。

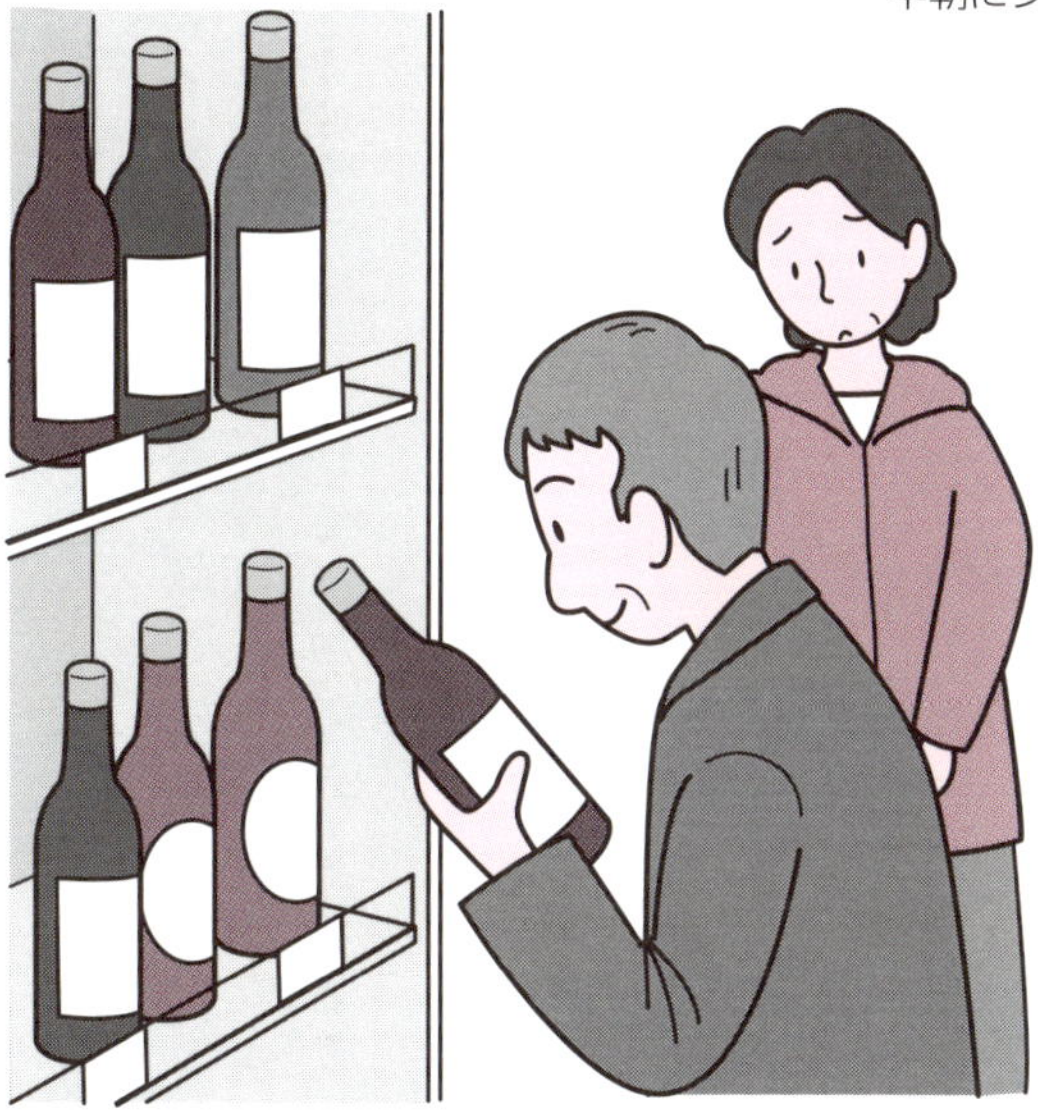

お酒を飲むことが楽しく、銘柄にもこれまで以上にこだわるように。それもあって酒量は増えるいっぽう。家族には心配されている

Bさんは依存症?

キーワード
- ●昼酒
- ●健康診断
- ●飲み方のコントロール

　昼酒で酒量が増えているのは心配ですが、Bさんは自分なりに飲み方を調節し、とくに問題を起こさずに飲んでいるので、まだ依存症には該当しません。ただし、健康診断で異常がなければそれで安心というわけでもありません。体は健康でも、いまの調子で飲む時間が長くなっていくと「連続飲酒」の状態になり、依存症になる可能性があります。

(→28・40・48ページへ)

依存症
Cさん

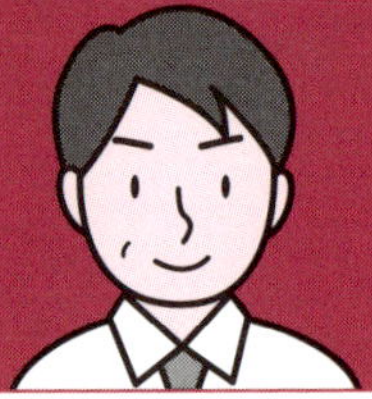

二日酔いが常態化し、仕事にならず退職の危機に

プロフィール
　40代の男性会社員。家族は妻と2人の子どもです。20代の頃から妻とビールで晩酌することを習慣にしてきました。30代になってからは焼酎などアルコール度数の高いお酒を好むようになり、40代のいまはお酒をひかえようと思いながらも、毎晩飲んでしまっています。

1
　自宅で毎晩のように深酒をしているCさん。最近は二日酔いで朝起きられず、仕事で遅刻することや、出勤しても体がだるいことがあり、このままではいけないと感じています。

何度も休むわけにはいかないため、体調が悪くても出勤しているが、頭がうまく働かず、ミスをしてしまう

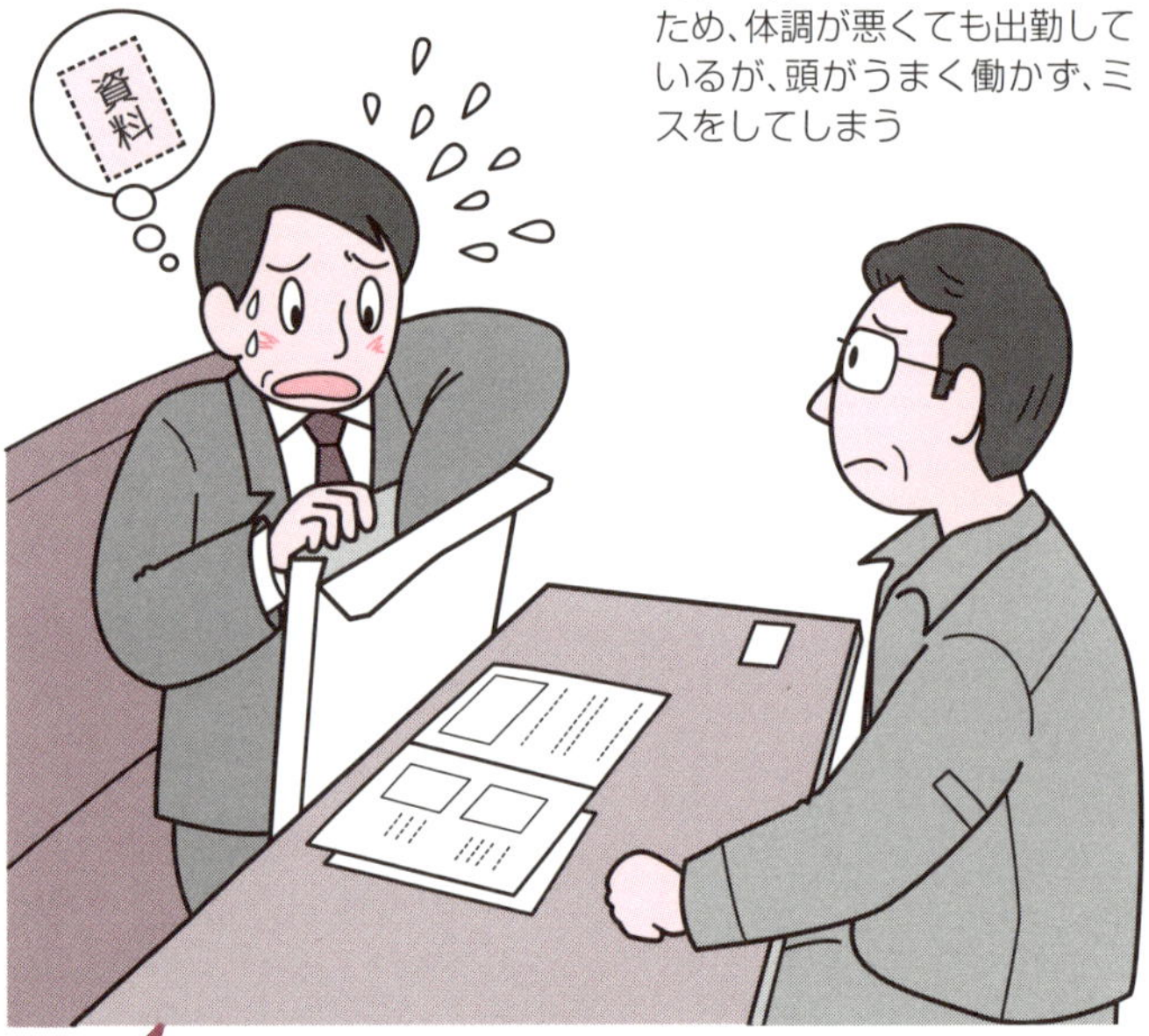

仕事での遅刻・欠勤や、業務の能率の低下、勤務中のミス・事故など、仕事関連の問題は、アルコール依存症の兆候を示す要素のひとつ

2
　反省し、飲まずに早寝しようと心がけるのですが、夜になると「一日の疲れをとるために、少しだけ」と言って飲みはじめ、結局いつもと変わらない量を飲んでしまいます。

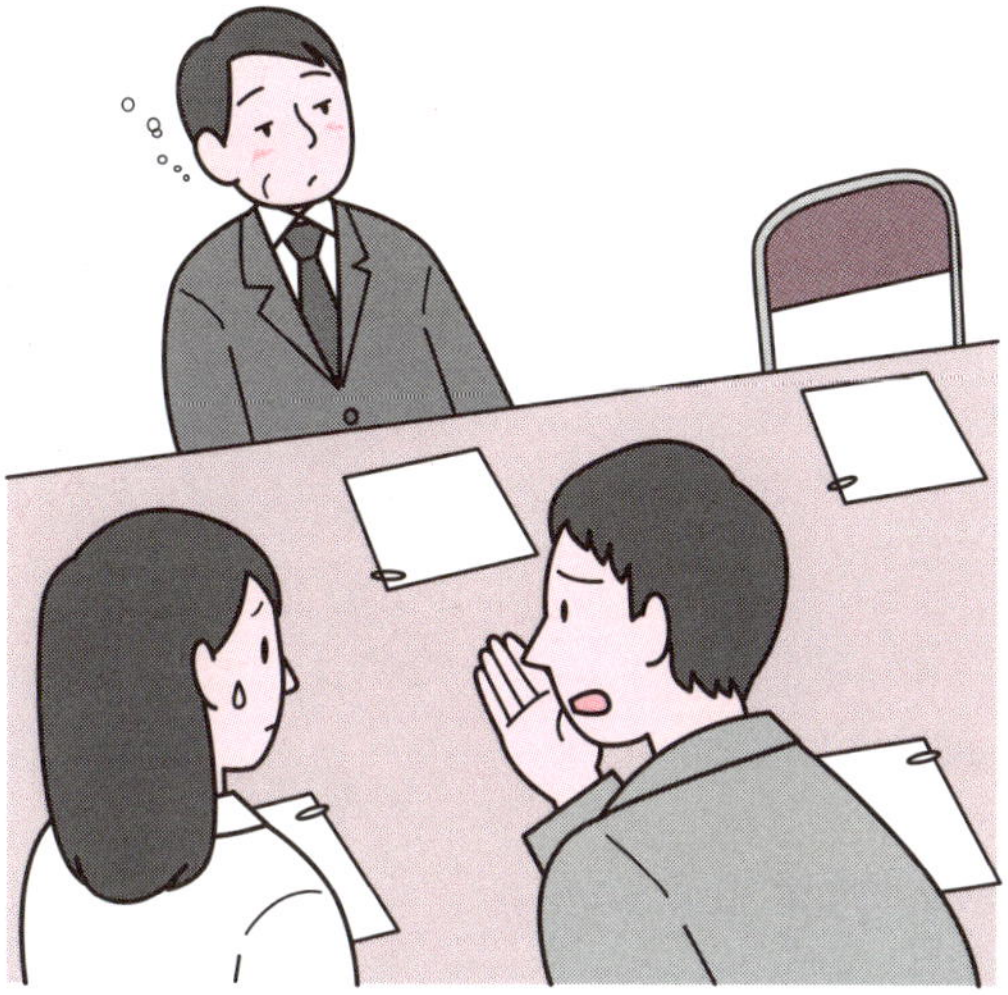

Cさん本人は問題のない範囲で飲んでいるつもりだが、昼間からお酒のにおいをさせているため、同僚たちは眉をひそめている

3 やがてCさんは、仕事量の少ない日にはランチでグラスビールを飲むようになりました。本人は、少し飲んだほうが二日酔いがよくなり、かえって集中できると感じていました。

4 午後の勤務中にCさんからお酒のにおいがすることがあり、社内では「Cさんは昼からお酒を飲んでいるのでは」「依存症なんじゃないか」などと噂がたっています。

5 Cさんは上司に呼び出され、飲酒の問題を叱責されました。Cさんは昼酒については隠し、二日酔いだと説明しました。そこまで注意されても、習慣を変えられませんでした。

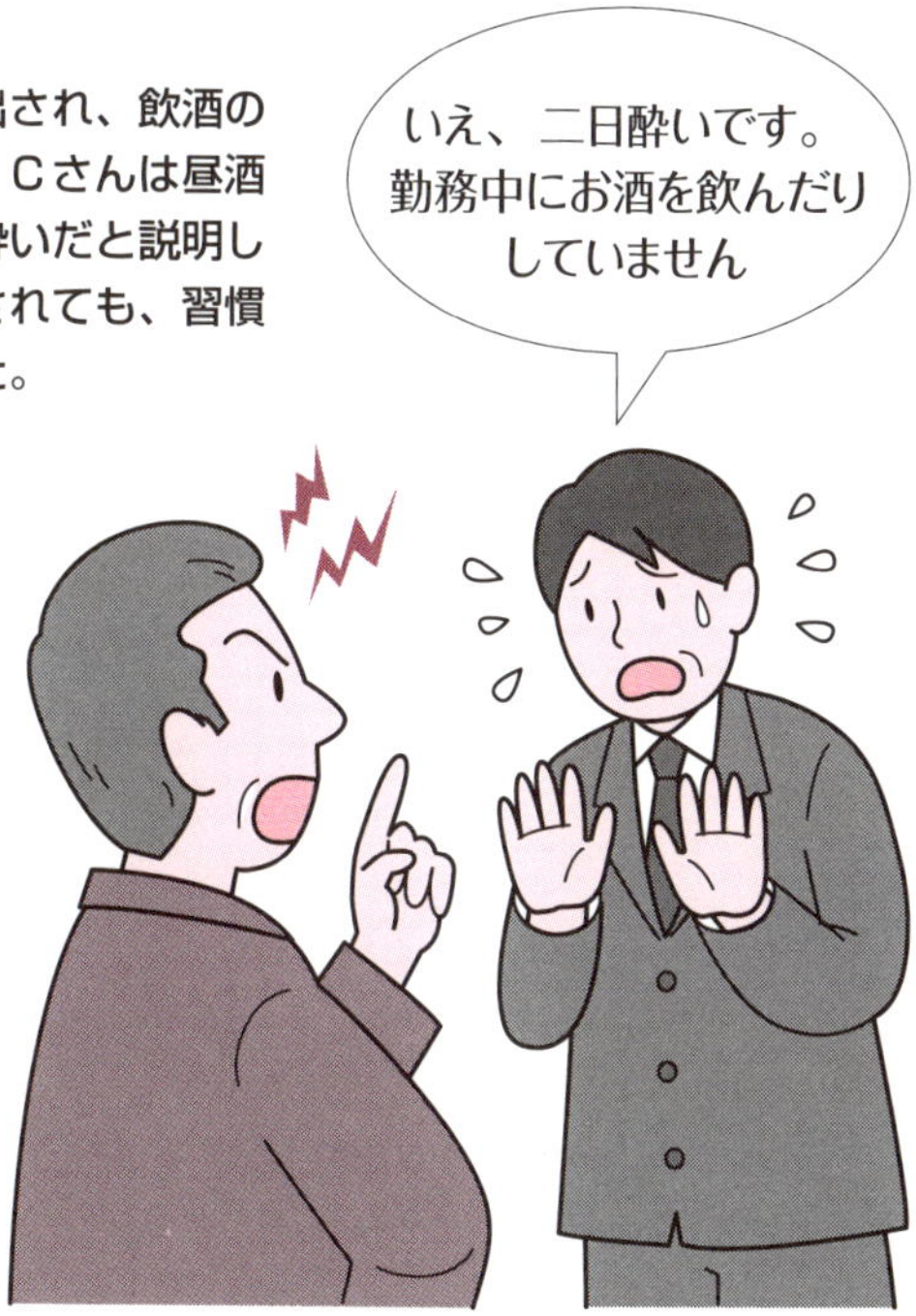
いえ、二日酔いです。
勤務中にお酒を飲んだりしていません

勤務時間中の飲酒は就業規則上の解雇事由になると指摘された。ひとまずは飲酒を隠したが、かなり危険な状況に

Cさんは依存症？

キーワード ●隠れて飲酒 ●問題の否認

Cさんは二日酔いが常態化し、仕事がこなせなくなっています。退職の危機にいたっても飲み方を調節できていません。また、昼間にお酒を飲むと集中できるという状況から、依存症の「離脱症状」を「連続飲酒」によっておさえていることが考えられます。これは依存症に該当する状態で、すぐに医療機関を受診すべきです。上司に対して問題を「否認」するというのも、依存症の人によくみられる特徴のひとつです。(→28・40・42・46ページへ)

依存症

Dさん

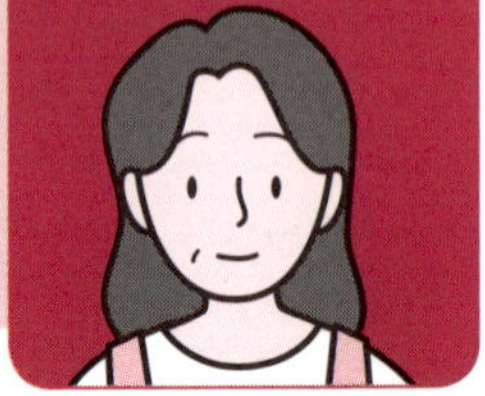

家族の介護に疲れ果て、依存症とうつ病を発症

プロフィール

40代の主婦。家族は父親と夫の2人です。医療関係の仕事をしていましたが、父親に介護が必要になって離職。現在は介護と家事、短時間のパートをしています。会社員時代から、寝る前にお酒を少し飲む習慣があります。

1　数年前にDさんの父親が脳梗塞で倒れ、体に麻痺が残って、介護が必要になりました。Dさんは仕事を続けることが難しくなり、離職しました。

2　Dさんはそれまでキャリアを順調に積み重ね、仕事上の目標ももっていたため、仕事をやめることには葛藤《かっとう》がありました。しかしその思いを父親や夫に相談できませんでした。

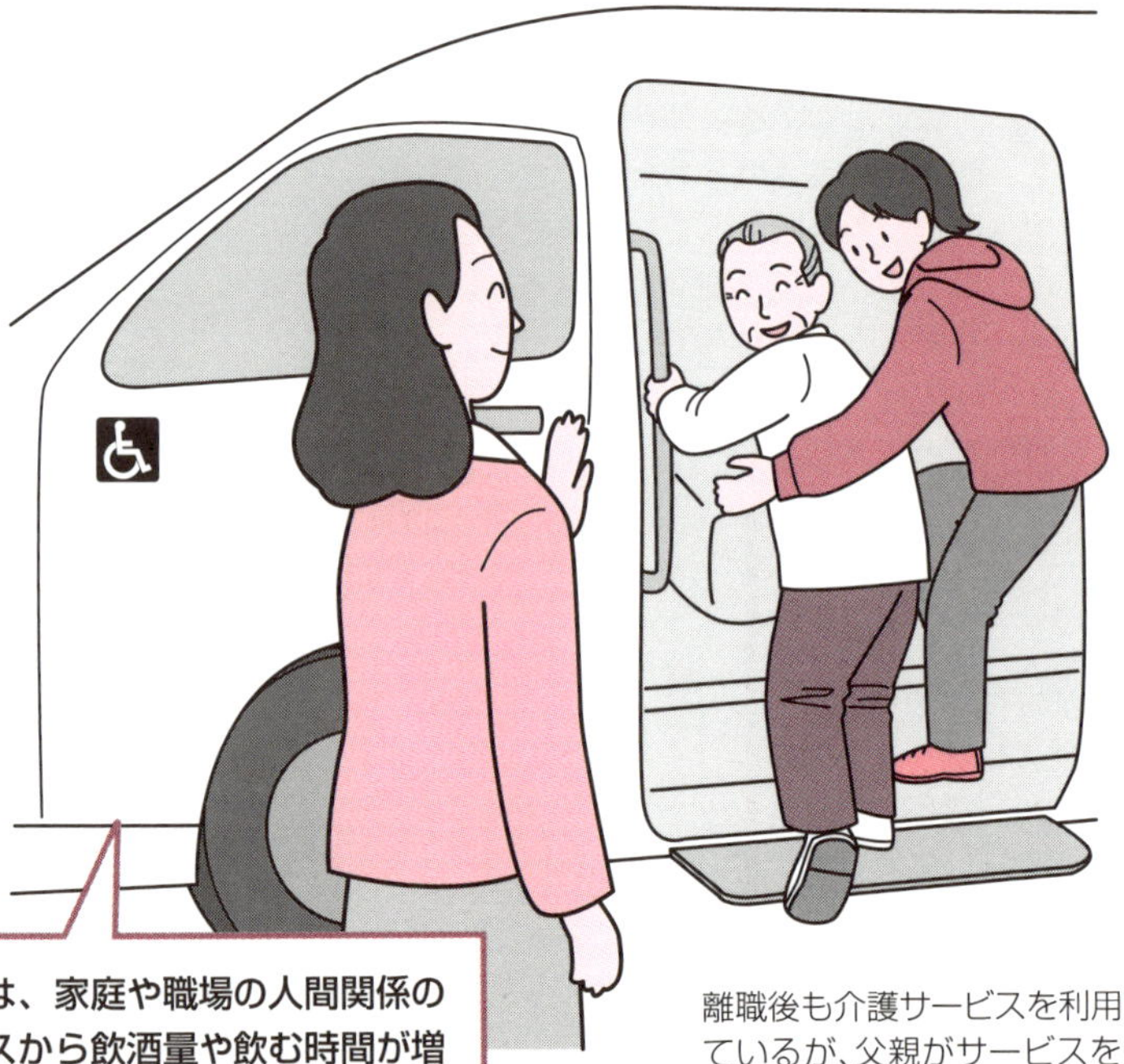

女性では、家庭や職場の人間関係のストレスから飲酒量や飲む時間が増え、依存症に陥るケースがよくみられる。介護離職のように、人間関係が大きく変わる機会には注意が必要

離職後も介護サービスを利用しているが、父親がサービスを受けている間には家事をこなし、パートもしているため、Dさんには息をつく時間もない

3 Dさんには会社員時代から、寝る前にお酒を少し飲む習慣がありました。一日の終わりにお酒を飲んで一息つき、その日の疲れやストレスをリセットしていたのです。

4 介護で離職をしてからは、ストレスが増え、寝酒の量も少しずつ増えていきました。また、アルコール度数の高いお酒でないと気分が晴れないようになってしまいました。

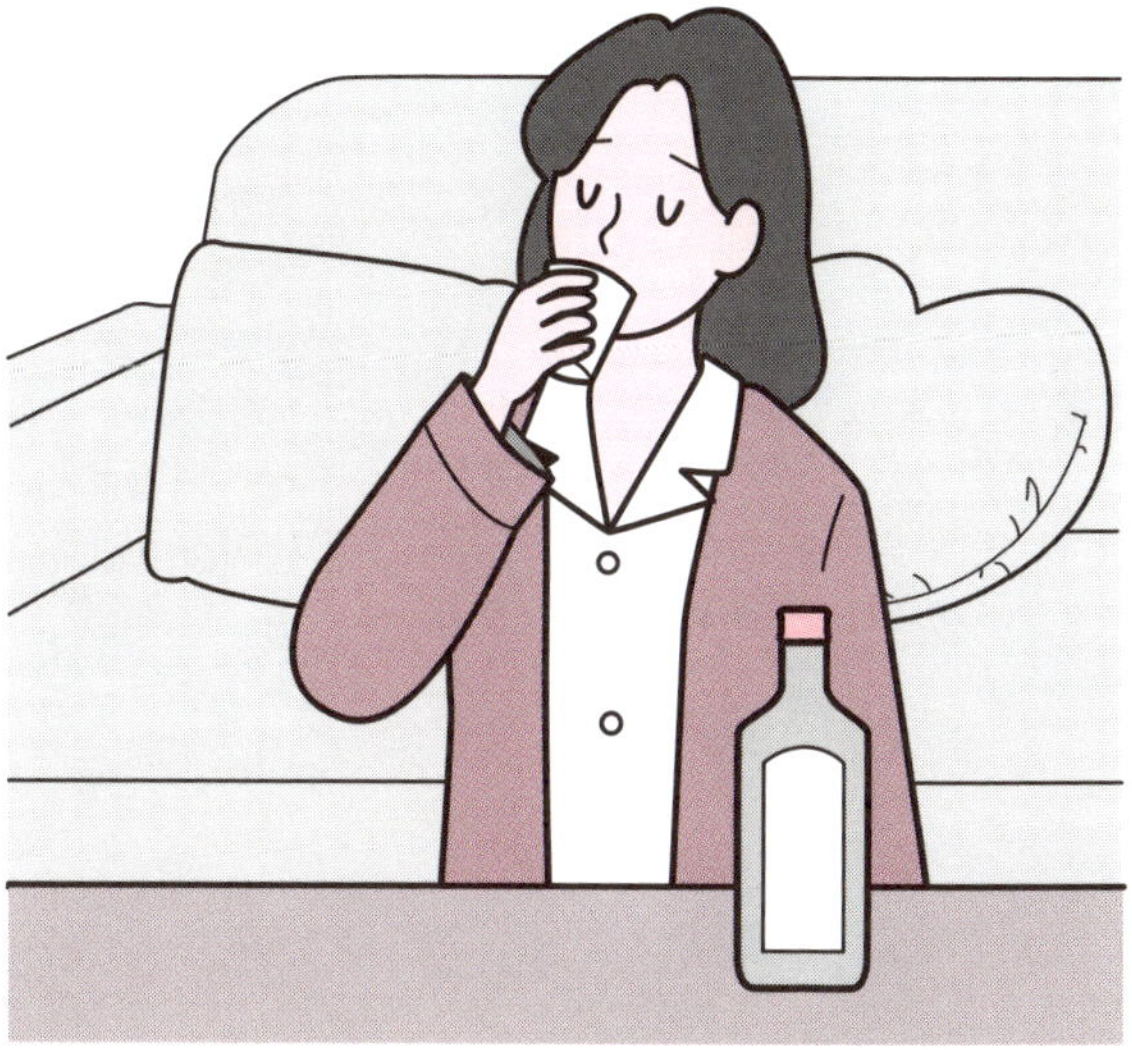

寝る前にお酒を飲む時間だけ、ストレスから解放される。しかしお酒がストレスのはけ口のようになってしまい、酒量が増えてきた

父親を介護サービスに送り出すと、缶チューハイなどを飲みながら休憩するのが習慣に。家事が手につかなくなってきている

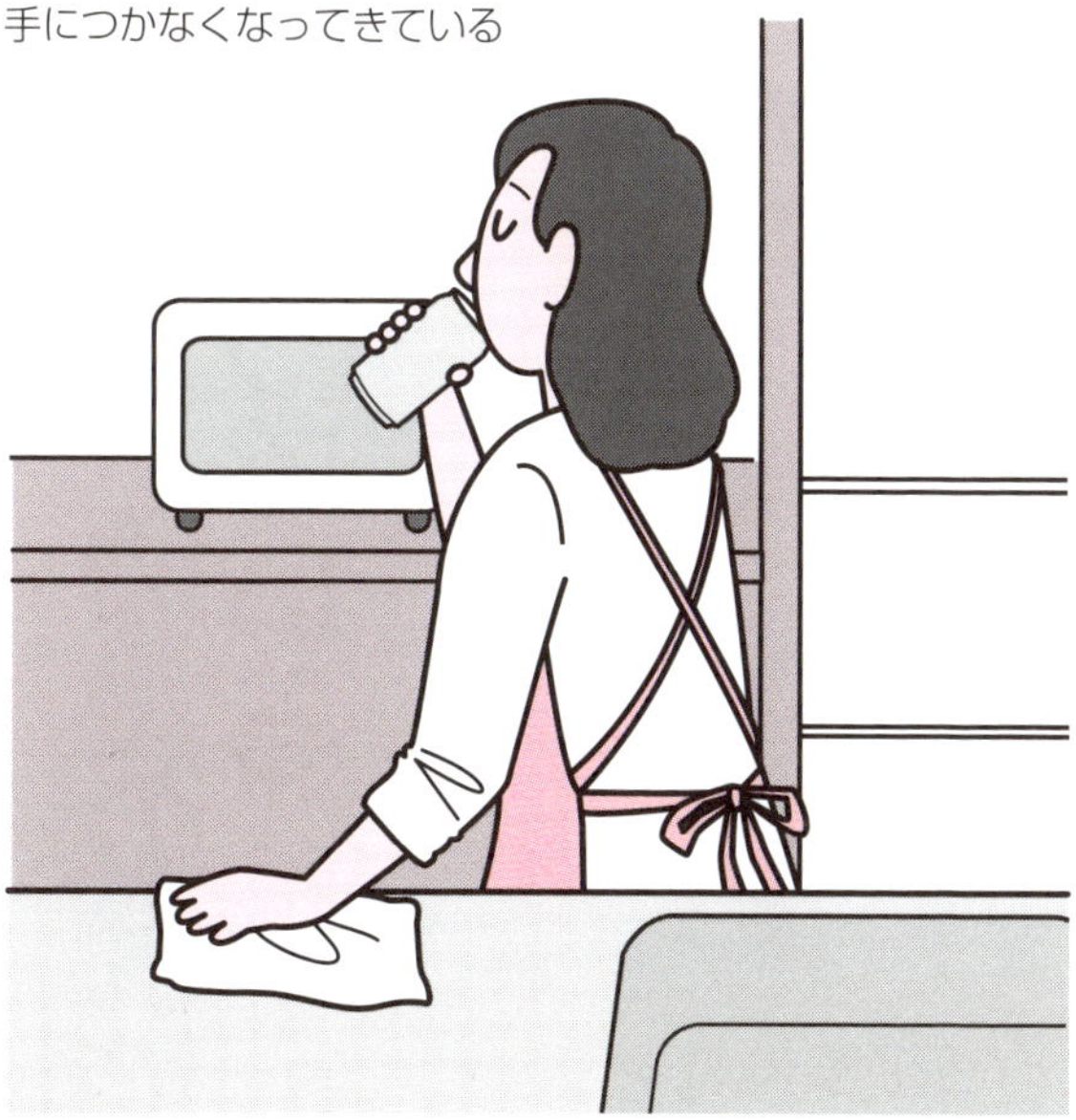

5 Dさんはストレスを家族に察してもらえず、やがて寝酒だけではストレスが解消できなくなり、昼間でも介護や家事の合間にお酒を飲むように。生活が乱れてきています。

Dさんは依存症?

キーワード
- ストレス解消
- 意識してもやめられない

ストレス解消のための寝酒は、依存症のきっかけになりやすい習慣です。酒量が増えてお酒への耐性がつき、さらに多くのお酒を飲むようになりがちです。そして、お酒をひかえようと「意識してもやめられない」状態になります。昼間でも飲み、家事などの用事がこなせなくなってくれば、依存症に該当する状態と考えられます。

(→28・40・44ページへ)

依存症

Eさん

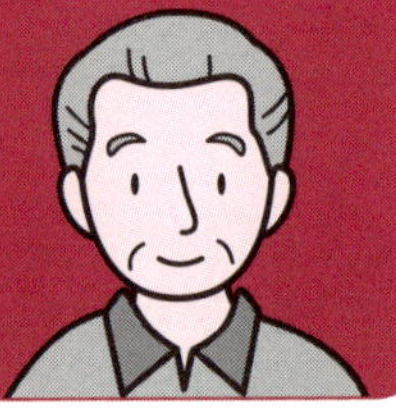

プロフィール

70代で年金暮らしの男性。家族は息子夫婦と孫です。若い頃からお酒・タバコが好きで、高齢になったいまもとくに持病がないため、飲酒・喫煙を続けています。ただ、最近はもの忘れが多くなっていて、家族は認知症の可能性を考えています。

認知症があり、酒量の調節ができなくなっている

1　20代の頃からお酒とタバコが好きなEさん。これまでは節度を保って楽しんでいましたが、近頃は年をとったせいか、お酒を飲みすぎることがよくあります。

夕食のときには日本酒を飲むというのが、Eさんの楽しみのひとつ。最近は飲みすぎてしまうことが多くなっている

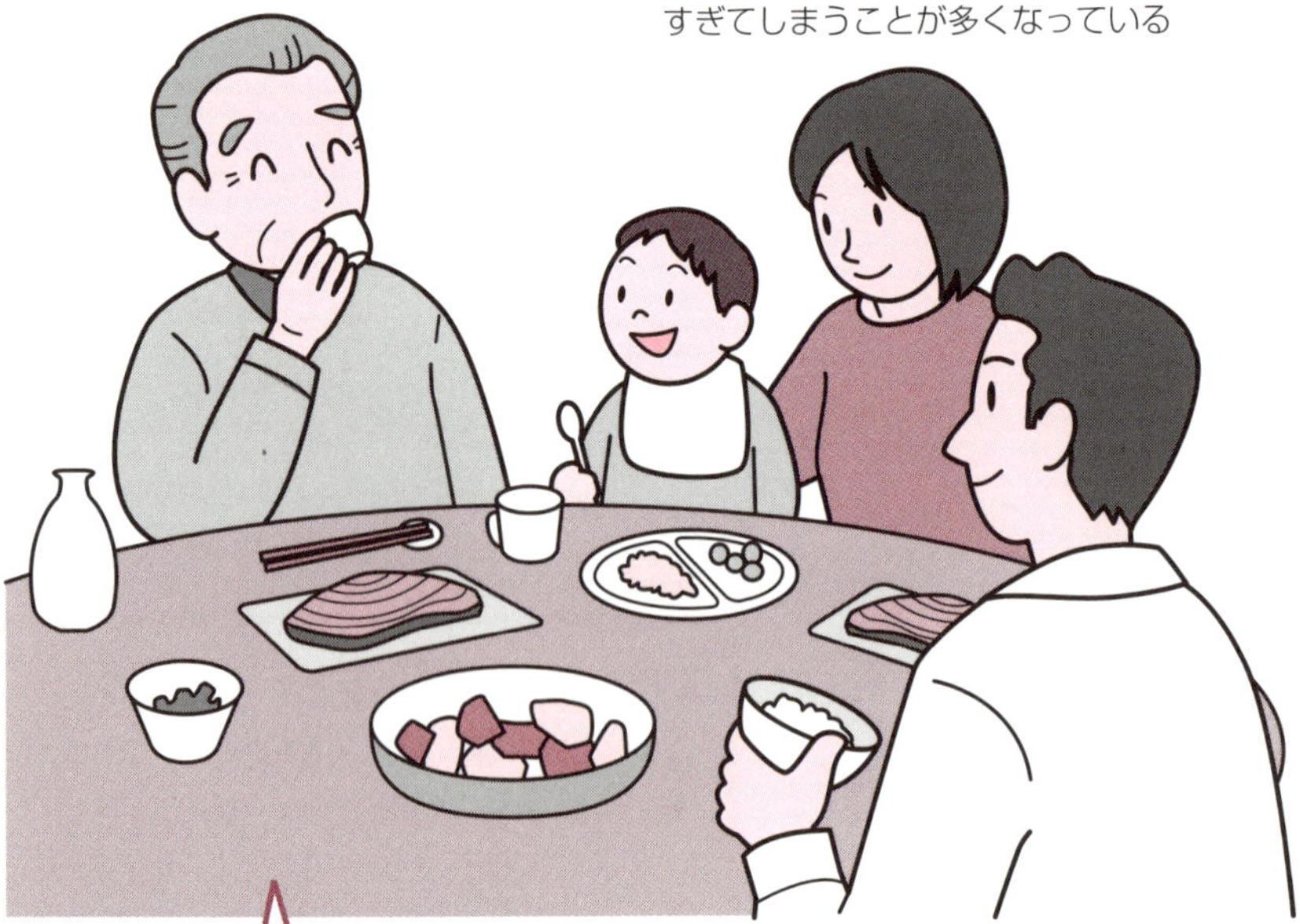

高齢者では、アルコール依存症と認知症が合併することがある。認知症の人の1割程度にお酒関連の問題があったという研究報告もある。2つの病気を見据えて対応する必要がある

2　とくに持病はないEさんですが、最近はもの忘れが多くなってきました。家族は認知症を疑っていて、お酒を飲む量が増えているのも、その関連ではないかと考えています。

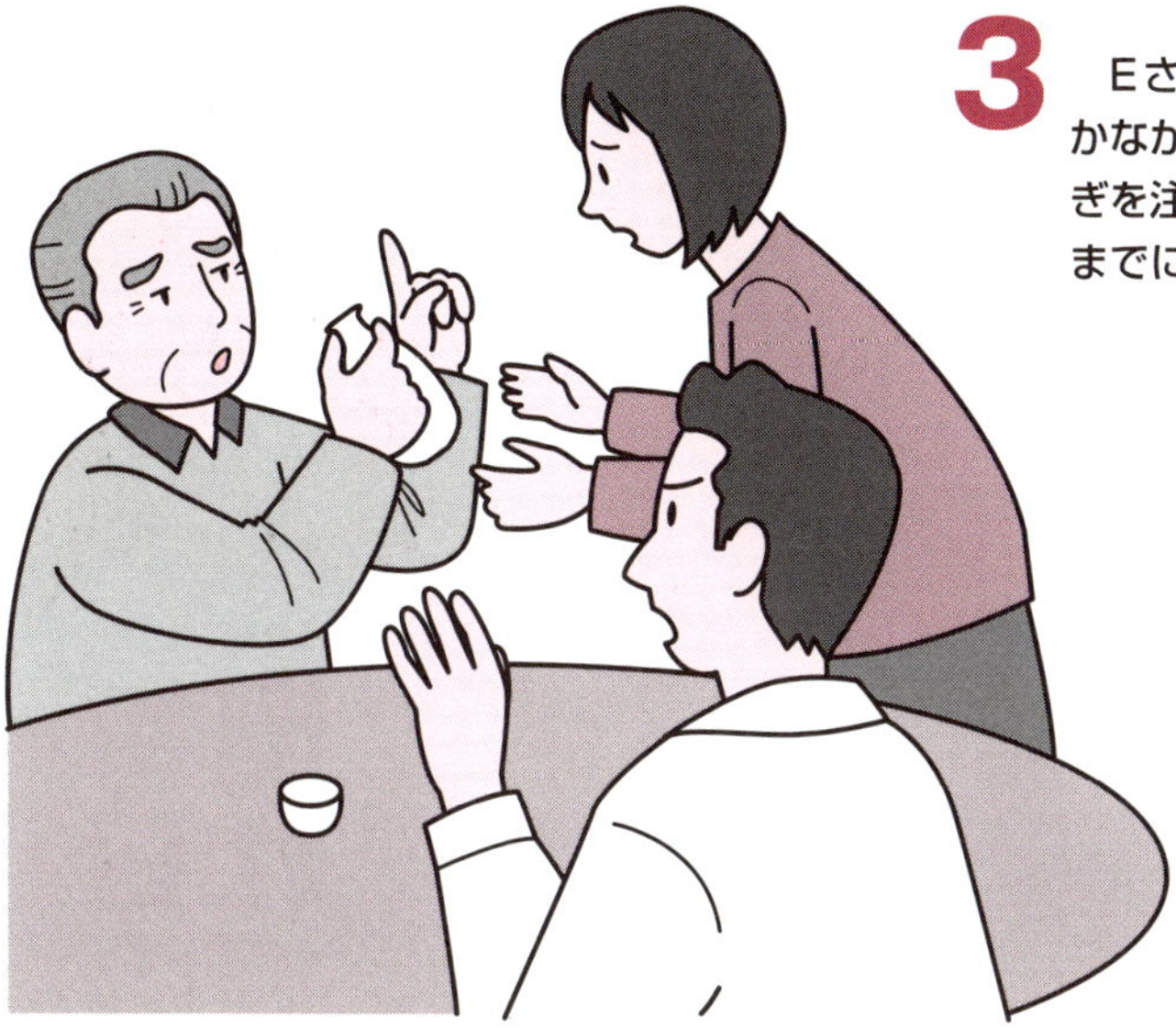

何杯飲んだかわからなくなり、おかわりを繰り返して深酒になってしまうこともある

3 Eさんは最近、お酒を飲みはじめると、なかなかやめられません。また、家族に飲みすぎを注意されると反発することが多く、これまでに比べて怒りっぽくなっています。

4 家族は認知症の可能性を考えながら、アルコール依存症の疑いももっています。そこで、家族がかかりつけの病院に相談し、Eさんの様子を医師にみてもらうことにしました。

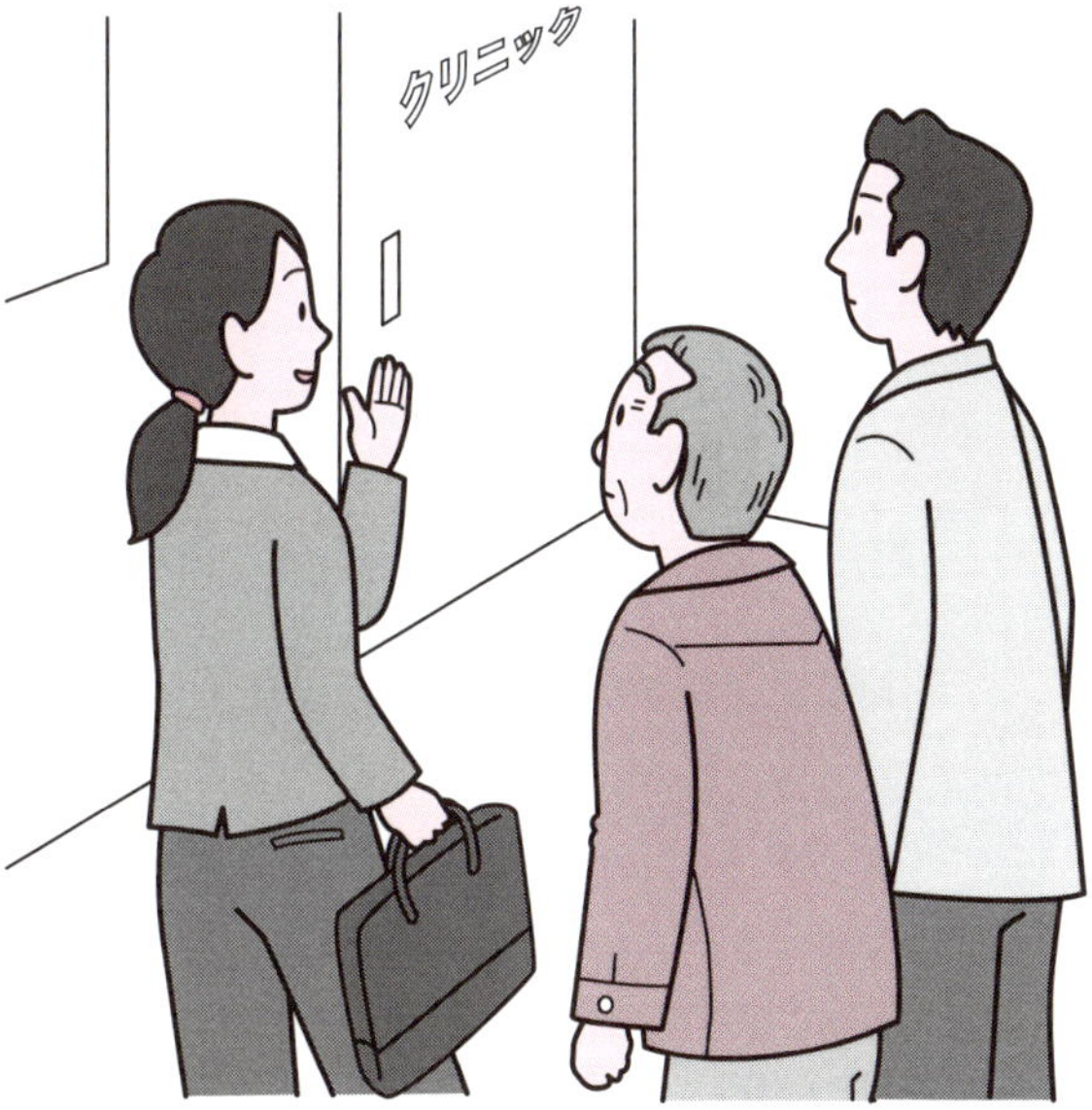

病院内にソーシャルワーカーがいる場合には、介護保険の使い方など、生活面の相談ができる

Eさんは依存症？

キーワード
- ●認知機能の低下
- ●怒りっぽくなる

Eさんのように高齢で認知機能が低下している場合、アルコール依存症か認知症か、それとも両者が合併しているのか、簡単に判別することはできません。もの忘れの増加や怒りっぽくなることは、依存症の症状にも、認知症の症状にも当てはまります。治療を受け、お酒をひかえる生活に切り替えながら、症状をくわしく確認し、治療していきます。

(→44・46・50ページへ)

5 Eさんと家族はかかりつけ医の紹介で、依存症の専門病院を受診。医師には依存症や認知症の可能性を、そして院内のソーシャルワーカーに介護のことを相談しました。

依存症

Fさん

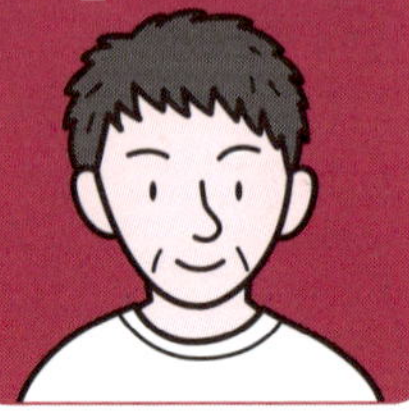

毎日の飲みすぎがたたり、倒れて救急車で病院へ

プロフィール

50代の男性。自営業者です。家族は妻と子ども2人。若い頃からお酒が好きで、仕事のあとには晩酌する習慣があります。酒量はほぼ毎晩、日本酒4合程度です。過去にはとくに病気になったことはありませんでしたが、家族にはずっと体を心配されていました。

1　50代まで大病を患わなかったFさんですが、ある日、自宅で倒れているところを家族に発見され、救急車で搬送されました。飲みすぎがたたって、脳出血を発症したのです。

脳出血を起こして倒れ、救急車で病院に運ばれてそのまま入院。家族がすぐに発見できたこともあり、九死に一生を得た

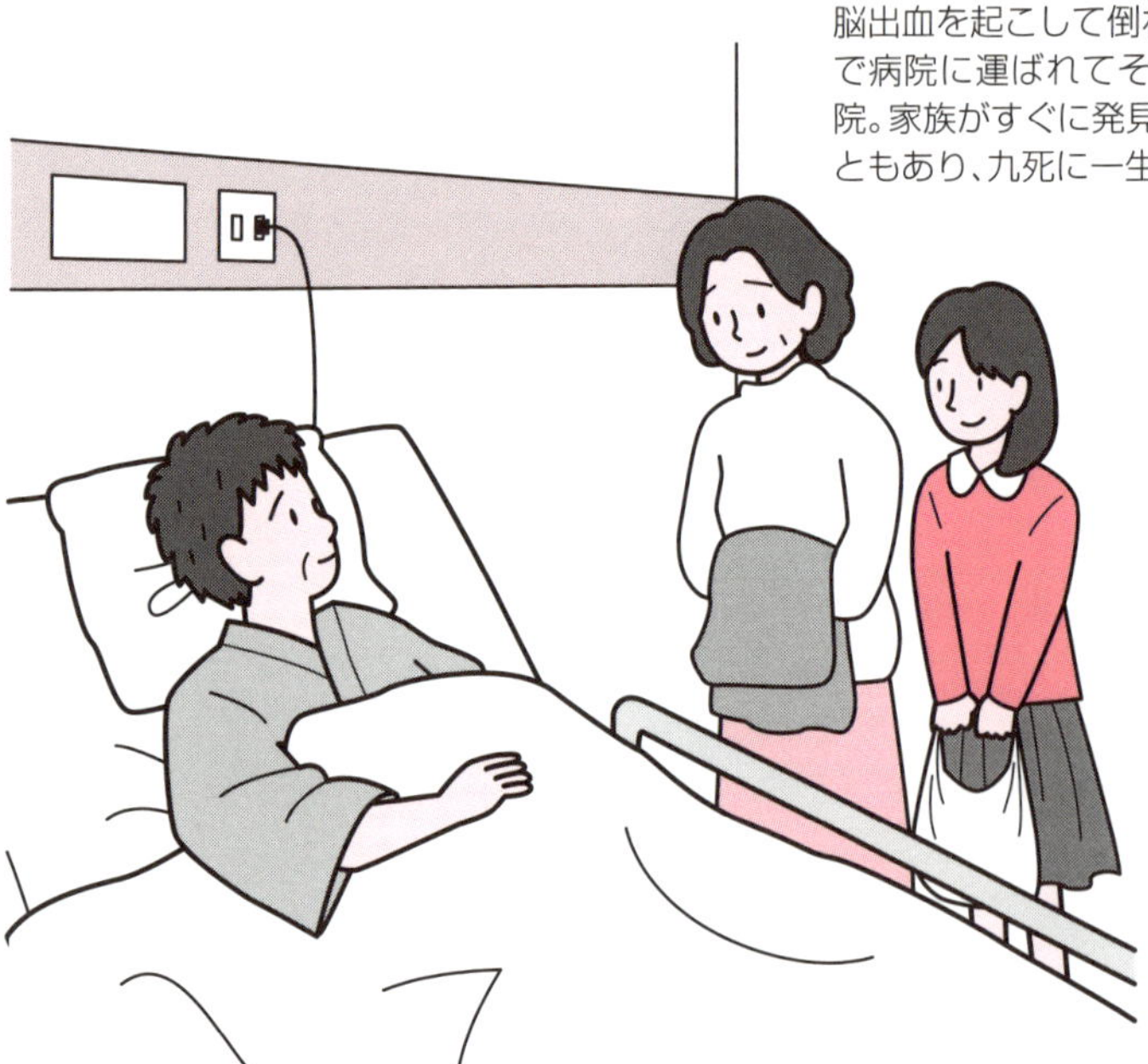

お酒を飲みすぎる生活が続くと、脳出血などの脳血管障害、肝臓や膵臓などの臓器障害、高血圧、糖尿病といった病気にかかりやすくなる。ただし、病気の症状が出るのは体がかなり悪い状態になってから。発症する前に対処したい

2　Fさんは脳出血の治療を受け、退院しました。ただし、病院には飲酒量を過少申告しました。そして退院後は、またお酒を飲むようになってしまいました。

3 じつはFさんには、朝でも昼でも、仕事が忙しくなければ飲酒をしてしまう習慣がありました。自営業者でいつも自宅にいるため、お酒が手の届くところにあったのです。

4 一度倒れたこともあり、家族からはお酒をひかえるように何度も注意されるのですが、Fさんは飲酒をやめることができませんでした。

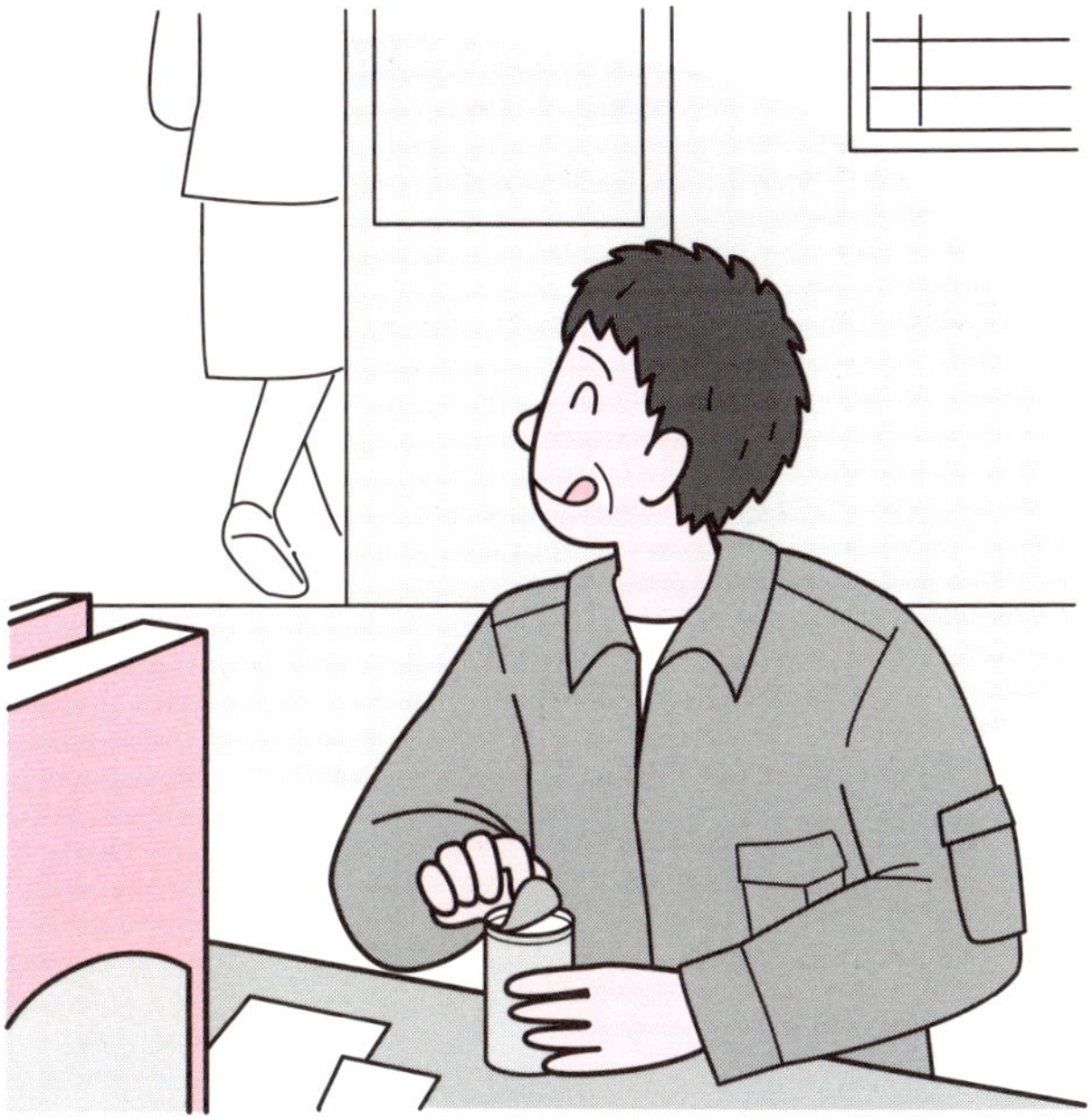

家族が外出して自宅にひとりになると、お酒をとり出して飲んでしまう。退院後もその習慣が変えられなかった

5 しかし体はすぐにまた悲鳴をあげました。自宅近くで倒れ、再び救急搬送されたのです。今回は意識障害やいくつかの症状がみられ、アルコール依存症の診断が出ました。

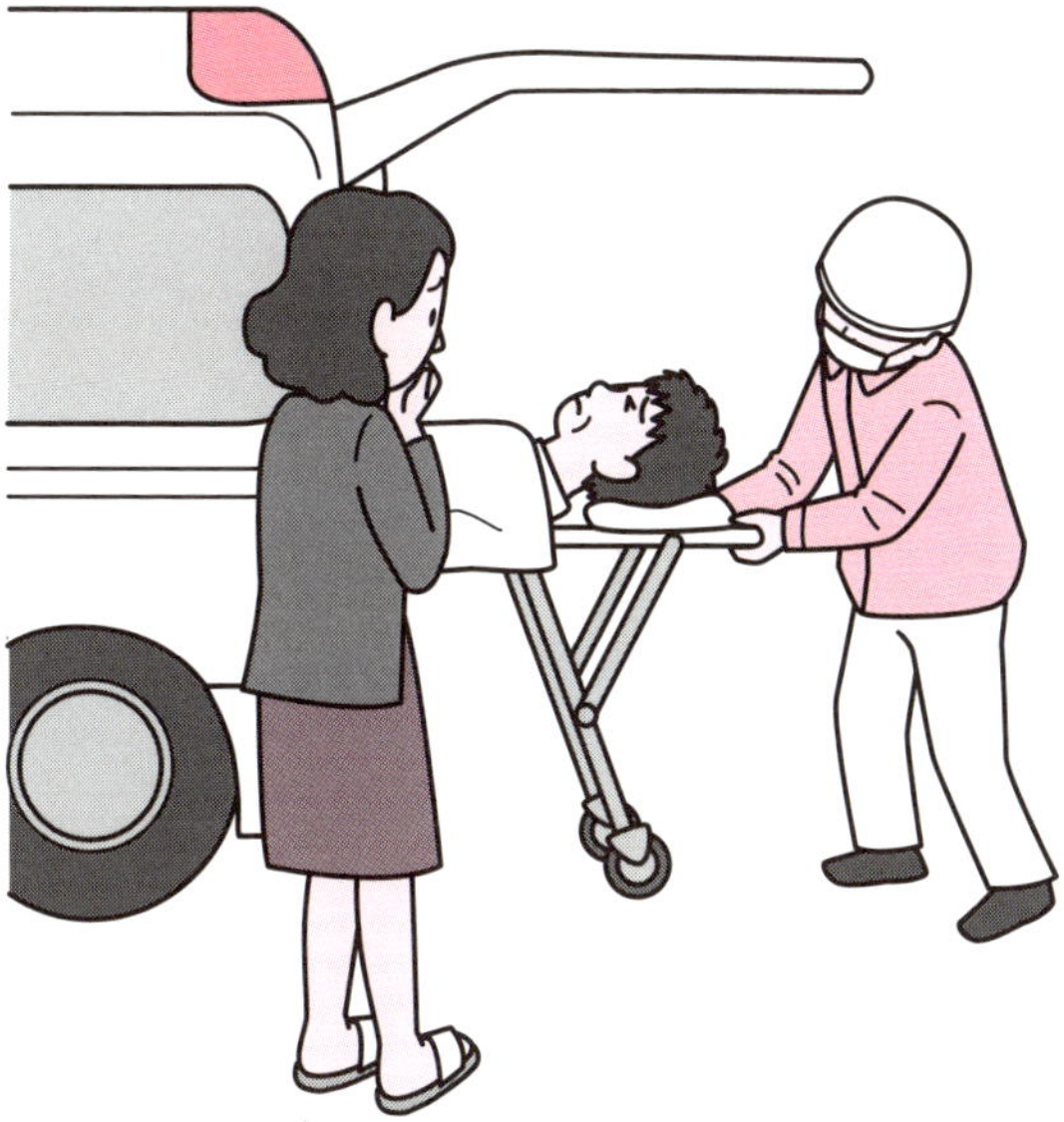

退院して1年もたたないうちに、また救急車のお世話になることに。いよいよ依存症の診断が出た

Fさんは依存症？

キーワード
- ●体の病気
- ●命に関わる問題

長年の多量飲酒によって、依存症になっていました。朝晩を問わない「連続飲酒」がありながらそれを家族に隠し、救急搬送されるほどの事態になっても飲み方を調節できませんでした。その結果、脳血管障害などの体の病気も引き起こされています。依存症で、命に関わる問題になっています。

（→40・42・48ページへ）

家族ができること

軽症でも重症でも、命に関わる問題と考える

第一章では軽症例から重症例までさまざまなケースを紹介しましたが、どのケースにも共通しているのが、そのまま放っておいては命に関わる場合があるということです。

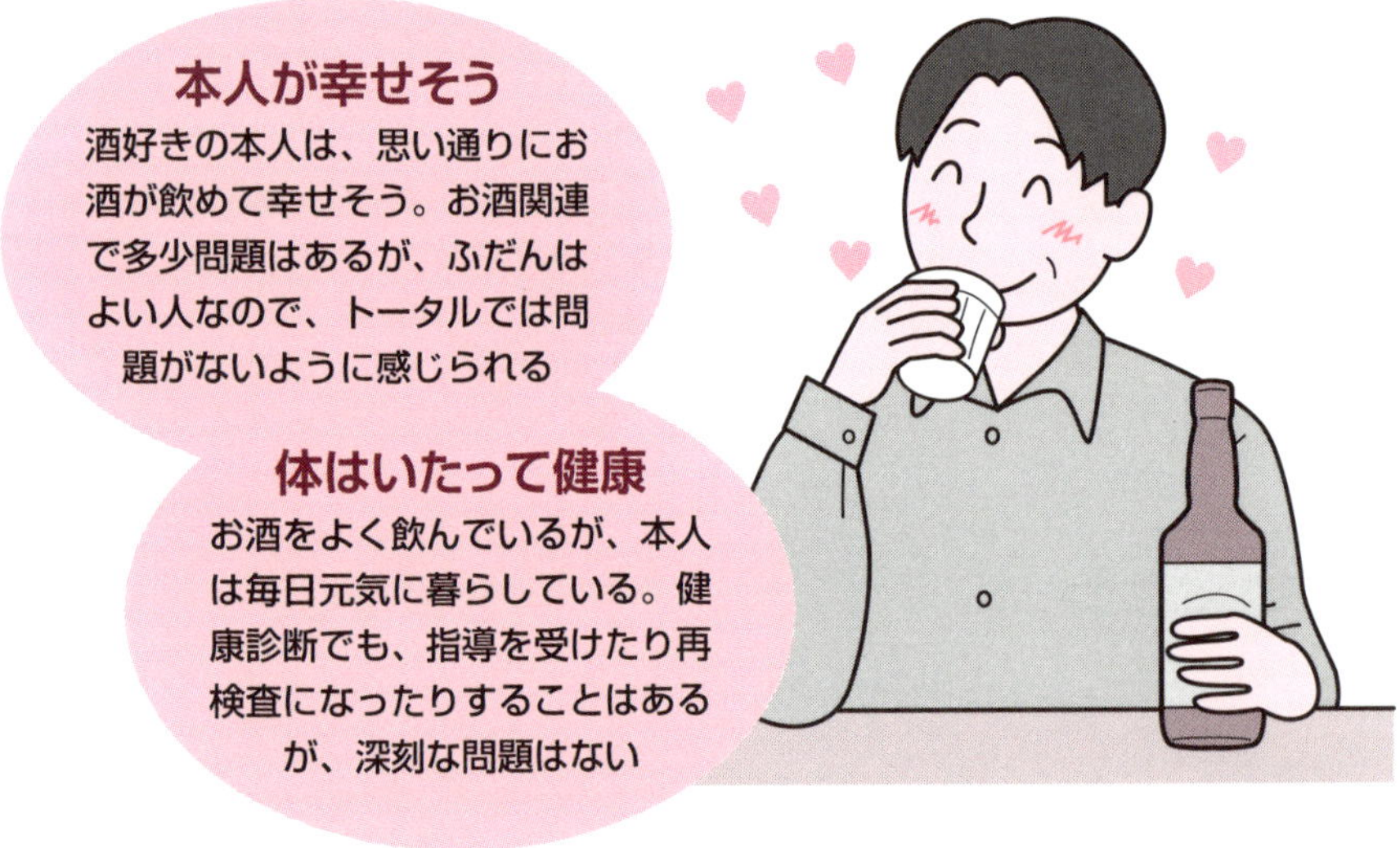
本人が幸せそう
酒好きの本人は、思い通りにお酒が飲めて幸せそう。お酒関連で多少問題はあるが、ふだんはよい人なので、トータルでは問題がないように感じられる
体はいたって健康
お酒をよく飲んでいるが、本人は毎日元気に暮らしている。健康診断でも、指導を受けたり再検査になったりすることはあるが、深刻な問題はない

大きな問題が起きないかぎり、お酒をやめさせる必要はないと考えてしまうケースがある

よくある誤解

本人が幸せなら止めることはない?

本人が明らかにお酒を飲みすぎていても、体が健康で幸せならば、家族といえども口出しすべきではないと考えてしまうケースがあります。それは誤解です。明らかに飲みすぎているのであれば、依存症に近づきつつあり、健康とはいえません。

なにか問題が起きてからでは遅い

酒好きの人に対して、家族やまわりの人は、多少困ることがあっても深刻な問題がなければ様子をみようとしがちです。

しかし、なにか問題が起きるときには多くの場合、依存症は重症化しています。社会生活の危機や命に関わる病気など深刻な事態にいたることが多く、それから対応したのでは遅いのです。

飲みすぎだと感じたときには、第一章の六つのケースや第二章のスクリーニングテスト（三四ページ参照）を参考に、依存症の可能性を考えてみてください。そして心配であれば、軽症でもためらわずに医療機関を受診しましょう。

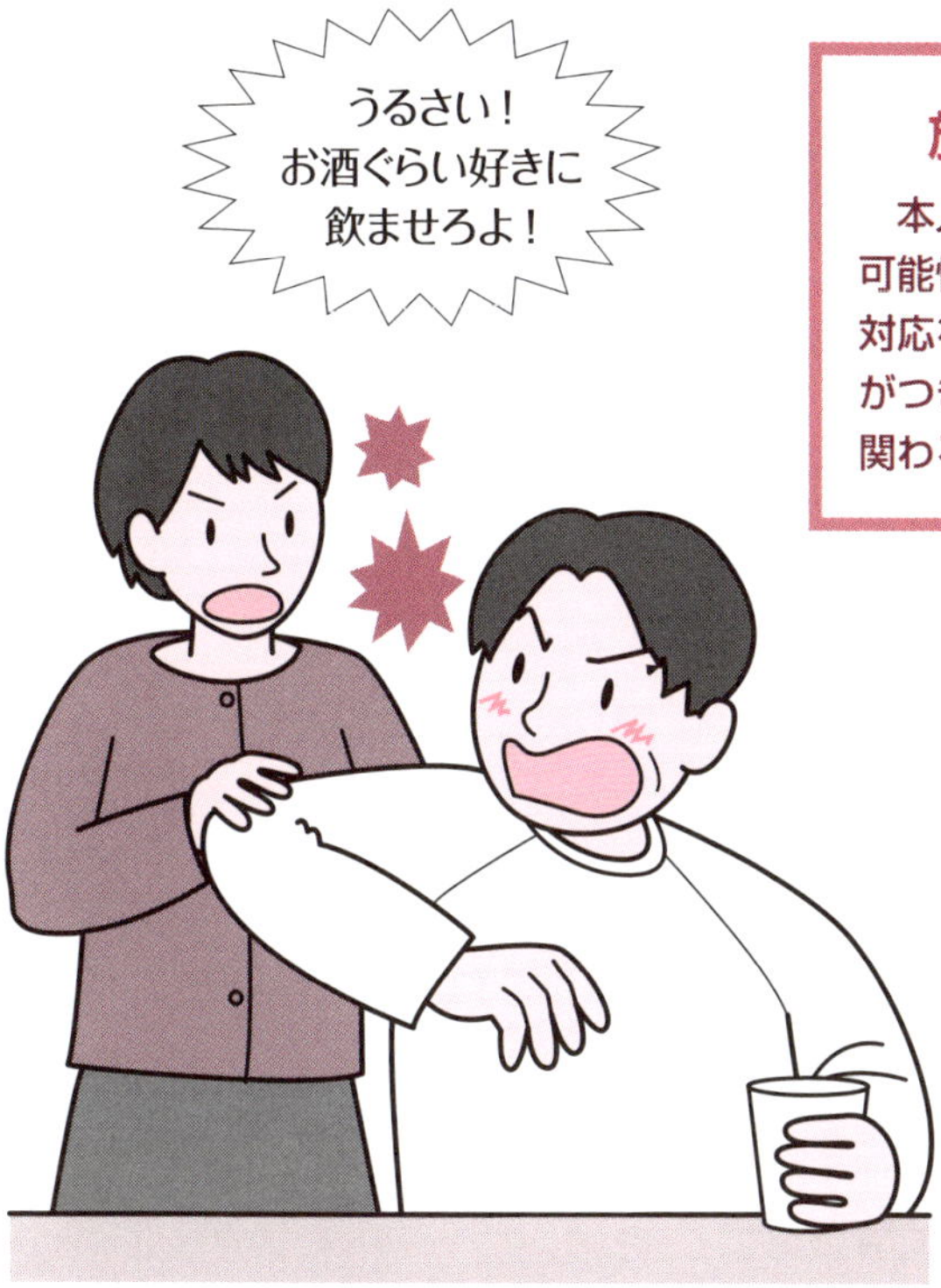

以前は少量のお酒でも幸せそうに飲んでいたのに、より多く飲みたがるようになり、怒りっぽくなるというケースも。そうなってからでは注意するのは難しい

考え方を切り替える

放っておけば命に関わると考えて

本人がお酒を飲みすぎている場合には、依存症の可能性や、やがては依存症に陥るおそれを考慮して、対応をはじめましょう。そのままではお酒への耐性がつき、より多くのお酒を飲むようになって、命に関わる病気や事故を招くこともあります。

じつは悪化している

一見、健康そうでも、酒量がじわじわと増え、状態が悪化していることもある。本人が家族に隠れて多量に飲酒している場合もある

体質は元には戻らない

お酒への耐性がつくと、より多く、より強いお酒を求めるようになる。その体質は簡単には元に戻らない。そうなる前に飲み方を調節する必要がある

一人ひとりに合う対応がある

軽度の依存

Aさん　Bさん

- お酒を飲みすぎているが、依存症ではない
- 通院治療で減酒をめざすことができる

（→78ページへ）

依存症

Cさん　Dさん　Eさん

- 依存症に該当する状態
- 状態によって通院・入院で治療していく

（→74・76ページへ）

依存症

Fさん

- 依存症に合併症がある
- すぐに入院して断酒をはじめる

（→74・76ページへ）

COLUMN

軽症でも支援する「ブリーフ・インターベンション」

ブリーフ・インターベンション

ブリーフは「簡潔な、短期的な」、インターベンションは「介入」。すぐにできる簡単な方法で、患者さんの健康状態に働きかけるという意味の医療用語

軽度の依存でも対応していく

第一章のAさんのように、お酒関連の問題があっても、依存症とはいいきれず、専門治療の対象とならないケースもあります。

しかし、最近ではそうした軽症例にも、依存症の予防という観点で、医療機関が早期介入をすることが多くなっています。

健康診断や通常の診察でお酒関連の問題がわかった場合に、医師や看護師などが助言をおこなって飲み方の見直しをはかります。そのような対応を「ブリーフ・インターベンション」といいます。

当事者や家族も「軽症だからまだ大丈夫」と考えるのではなく、「いまの段階でできること」を探し、症状の悪化を防ぐことを考えてみてください。

健康診断や、内科などでの通常の診察の際に、看護師や保健師などが飲み方の見直しを提案する

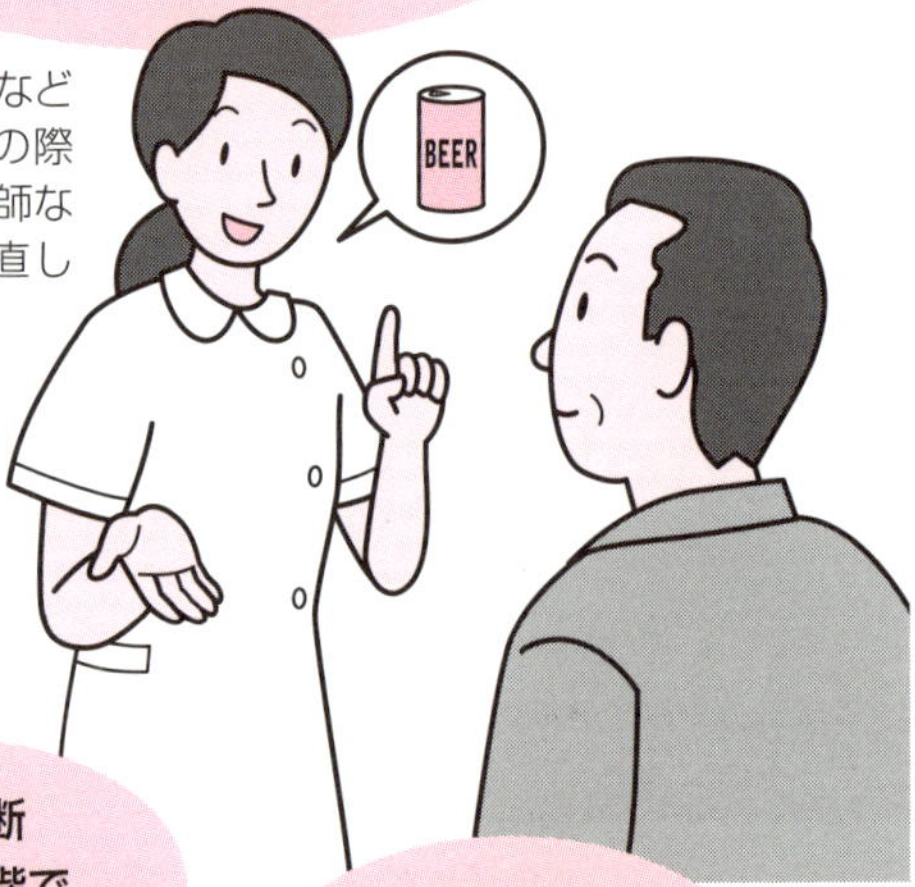

健康診断などの段階で助言をする

多量の飲酒の影響を説明する

具体的な目標を本人といっしょに考える

2

依存症は酒ぐせではなく、治療の必要な病気

アルコール依存症の人は、
お酒の飲み方を自分では制御できなくなっています。
朝から晩まで「連続飲酒」をするなどの深刻な症状がみられ、
それはもはや酒ぐせといえる段階ではありません。
治療の必要な病気だと考えてください。

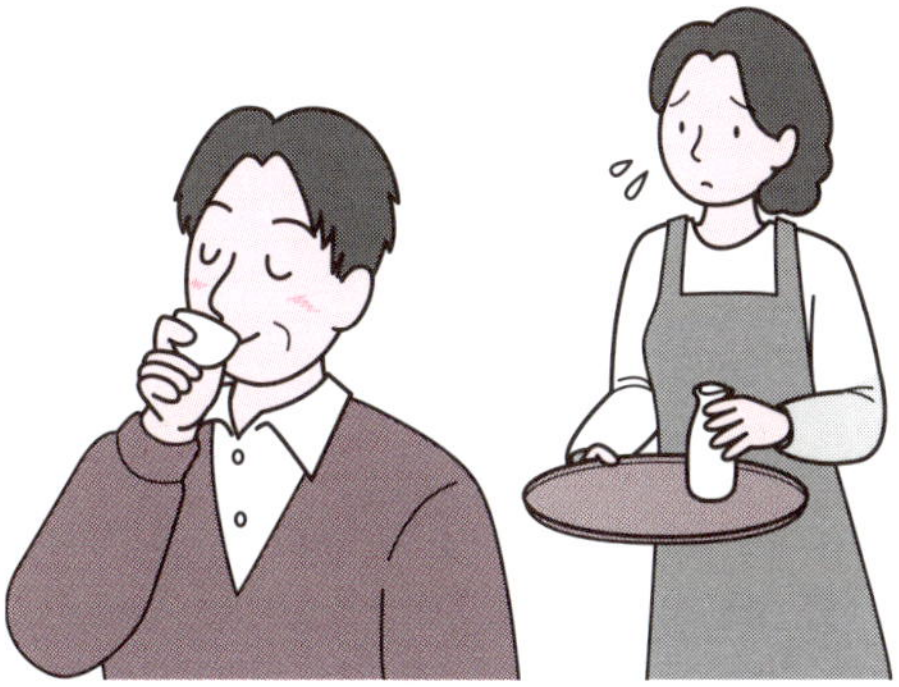

依存症とは ①

飲み方を自分ではコントロールできない状態

アルコール依存症とは、お酒の飲みすぎで問題が起こっているのに、自分では飲み方をコントロールできなくなっている状態のことをいいます。

3つのコントロールができない

依存症の人は「量」「時間」「状況」という3点で、お酒の飲み方をコントロールできなくなっています。お酒をひかえようと意識していても、自分の行動を制御できず、結果として飲みすぎてしまいます。

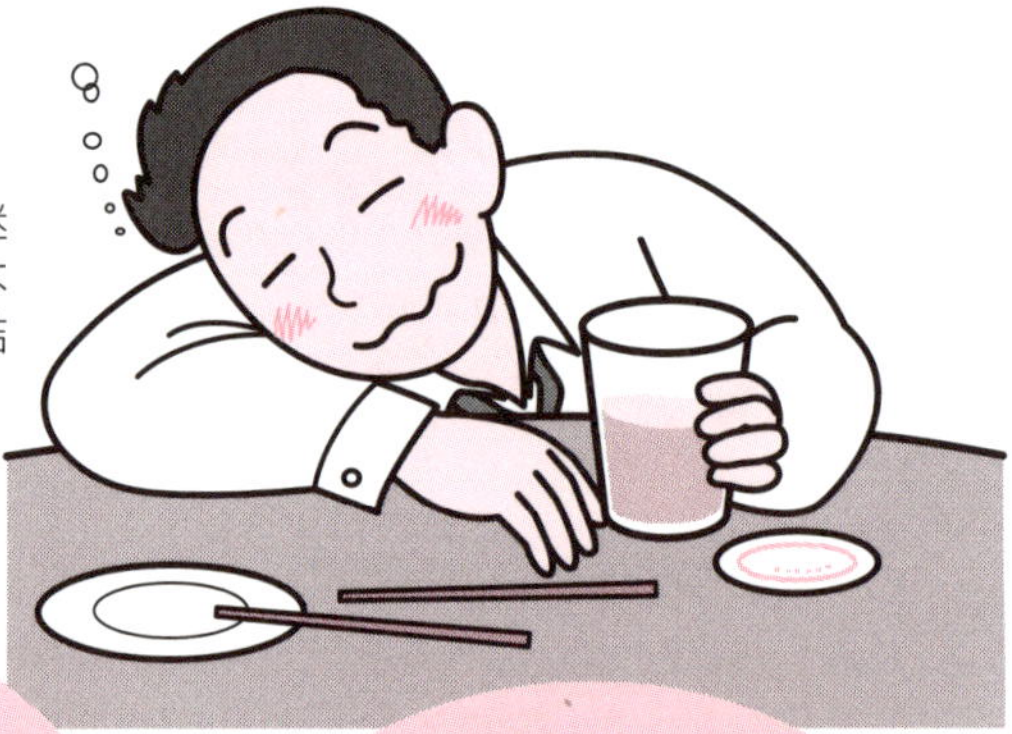

「お酒はほどほどに」「迷惑をかけないように」などと意識していても、結局飲みすぎてしまう

飲む時間のコントロール

「22時まで飲もう」などと約束して飲みはじめても、その時間に切り上げられない。夜中や朝方まで飲み続ける

飲む量のコントロール

お酒の量を調節できない。お酒関連の問題を反省して「今日は1杯だけ」と決めても、気がつくと何杯も飲んでいる

飲む状況のコントロール

仕事中や重要な用事の直前など、本来であればお酒を飲むべきではないタイミングでも、飲むことを我慢できない

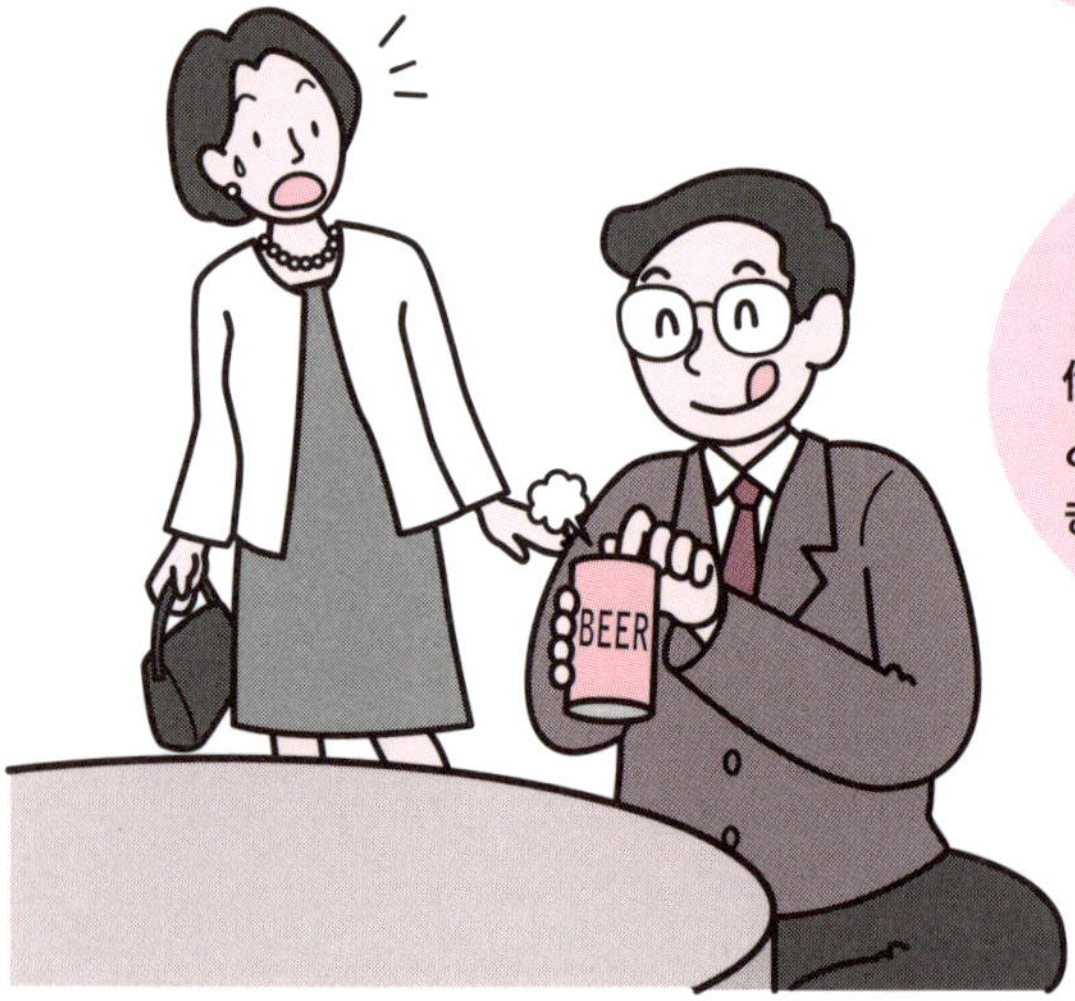

人に会う前にお酒を飲んでしまう。「会うまでにお酒が抜ければ問題ない」などと言い訳をする

飲みすぎることが常態化している

健康な人でも羽目をはずしてお酒を飲みすぎ、酔って問題を起こしてしまうことはあります。しかし、それはたまたま起こったことで、健康な人はふだん、お酒の飲み方を自分で調節できます。

いっぽう、依存症の人の場合、飲みすぎて問題を起こすことが、「たまたま」ではなくなっています。お酒をひかえようと意識しても、それがうまくできません。

「コントロール障害」が起きている

依存症の人は、お酒を飲みすぎる生活を続けてきたため、体質や脳の働き方が変わってしまっていて、自分の意志では飲み方を調節できなくなっています。そのような状態を「コントロール障害」といいます。

もはや酒ぐせの悪さといえる段階はすぎ、治療の必要な病気となっているのです。

徐々にコントロールを失っていく

多くの場合、コントロールの問題はゆるやかに悪化していきます。最初は適度に飲めていたのが、徐々に乱れていき、やがてまったくコントロールできなくなります。

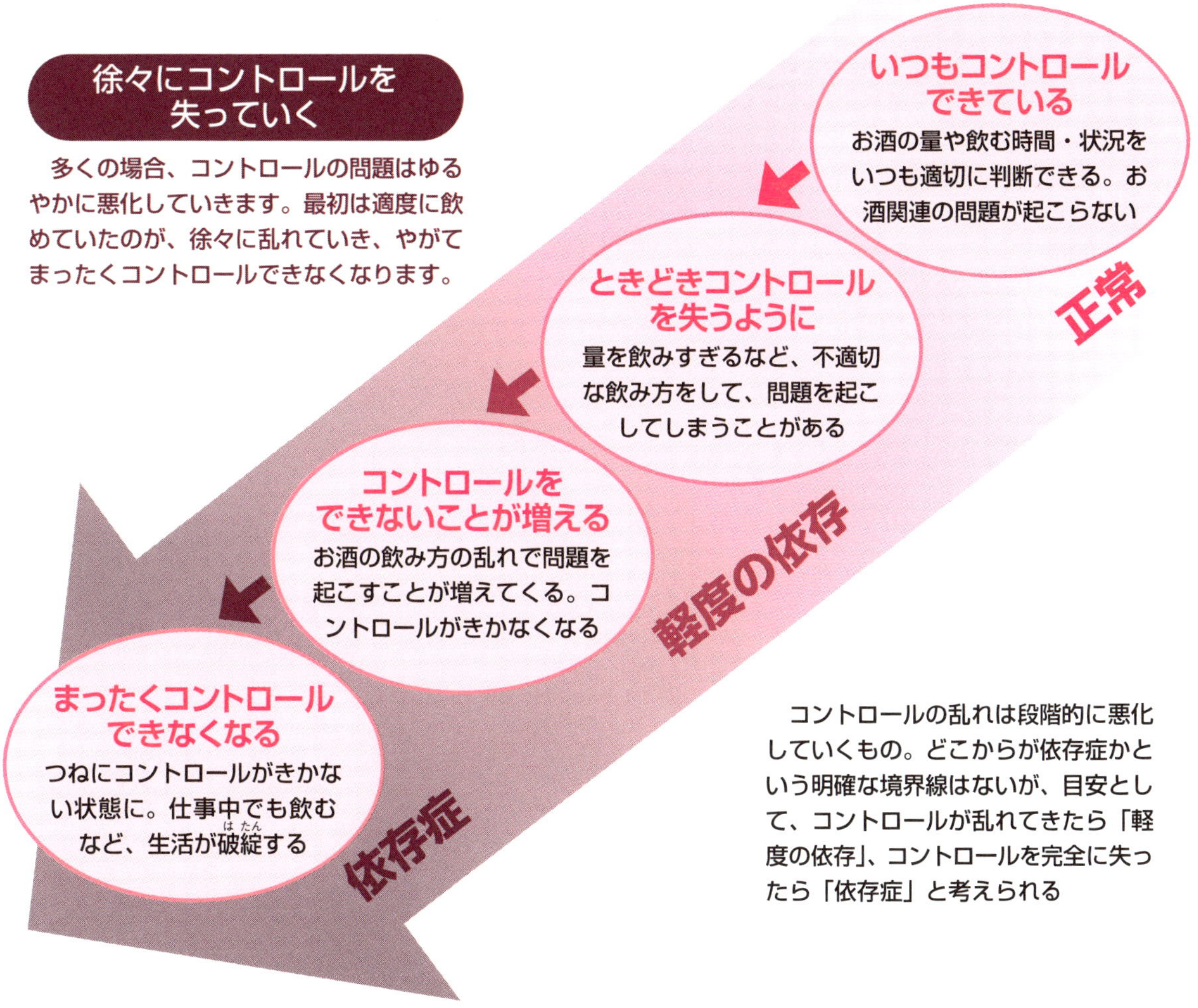

いつもコントロールできている
お酒の量や飲む時間・状況をいつも適切に判断できる。お酒関連の問題が起こらない
正常
ときどきコントロールを失うように
量を飲みすぎるなど、不適切な飲み方をして、問題を起こしてしまうことがある
コントロールをできないことが増える
お酒の飲み方の乱れで問題を起こすことが増えてくる。コントロールがきかなくなる
軽度の依存
まったくコントロールできなくなる
つねにコントロールがきかない状態に。仕事中でも飲むなど、生活が破綻《はたん》する
依存症

コントロールの乱れは段階的に悪化していくもの。どこからが依存症かという明確な境界線はないが、目安として、コントロールが乱れてきたら「軽度の依存」、コントロールを完全に失ったら「依存症」と考えられる

依存症とは②

本人だけでなく家族や勤務先も巻きこまれる

アルコール依存症は多くの場合、本人だけの問題にはとどまらず、家族全体を巻きこむ大問題となっていきます。勤務先や地域にもさまざまな影響をおよぼします。

もともとは本人の問題

アルコール依存症は、もともとは本人の飲み方の問題です。飲み方がコントロールできなくなっているということが病気の本質的な特徴で、そこから健康面の問題や、生活面のさまざまな問題が起こってきます。

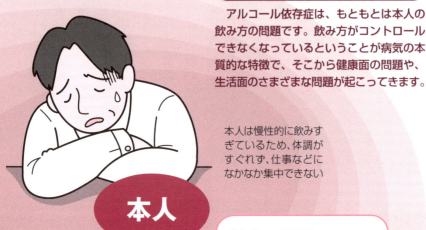

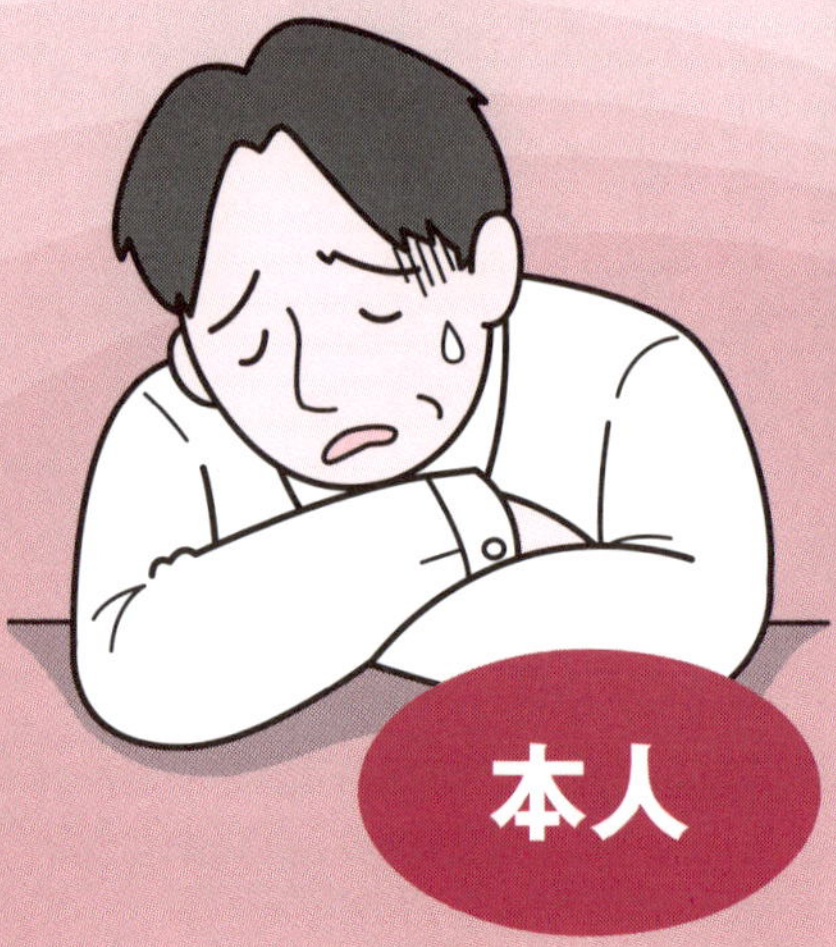

本人は慢性的に飲みすぎているため、体調がすぐれず、仕事などになかなか集中できない

健康の問題

飲みすぎて、心身の健康状態が悪化する。心理的には、不安定になりやすい。また、身体的には肝臓や膵臓などの病気にかかりやすくなる

飲み方の問題

もとは本人のお酒の飲み方の問題。飲みすぎることを繰り返すうちに、飲み方がコントロールできなくなっていく

まわりの人を巻きこみ大きな問題に

アルコール依存症は、お酒の飲み方がコントロールできなくなる病気です。基本的には本人の体調や生活に関わる病気ですが、多くの場合、本人ひとりの問題にとどまらず、家族や知人、同僚などにも問題が広がっていきます。

お酒関連の問題では生活が全般的に乱れるため、家庭でも職場でも、金銭や人間関係のトラブルが起こりやすくなります。アルコール依存症は、本人の健康面だけでなく、ほかのさまざまな面にも悪影響をおよぼす病気なのです。

放置すれば問題は拡大し、より深刻になっていきます。早く気づき、対処することが重要です。

問題が周囲に広がっていく

お酒関連の問題は、本人の健康を害するだけでなく、いっしょに暮らす家族にも負担をかけます。問題はやがて勤務先や地域にも広がっていきます。被害の拡大を防ぐためには、早めに医療機関にかかり、治療をはじめることが必要です。

人間関係の問題

家族が本人にお酒の飲み方を注意し、本人がそれに反発するなどの、家族間のいさかいが起こりやすくなる。人間関係がくずれていく

家族

仕事の問題

飲みすぎで睡眠時間や体調が管理できなくなり、仕事の遅刻・欠勤が増える。また、二日酔いの状態で作業に集中できず、仕事に支障が出る場合もある

金銭の問題

飲酒量が増える、仕事をこなせなくなるなどの問題が起こり、金銭的に苦しくなる場合もある。お酒関連の問題のために、家計がままならなくなっていく

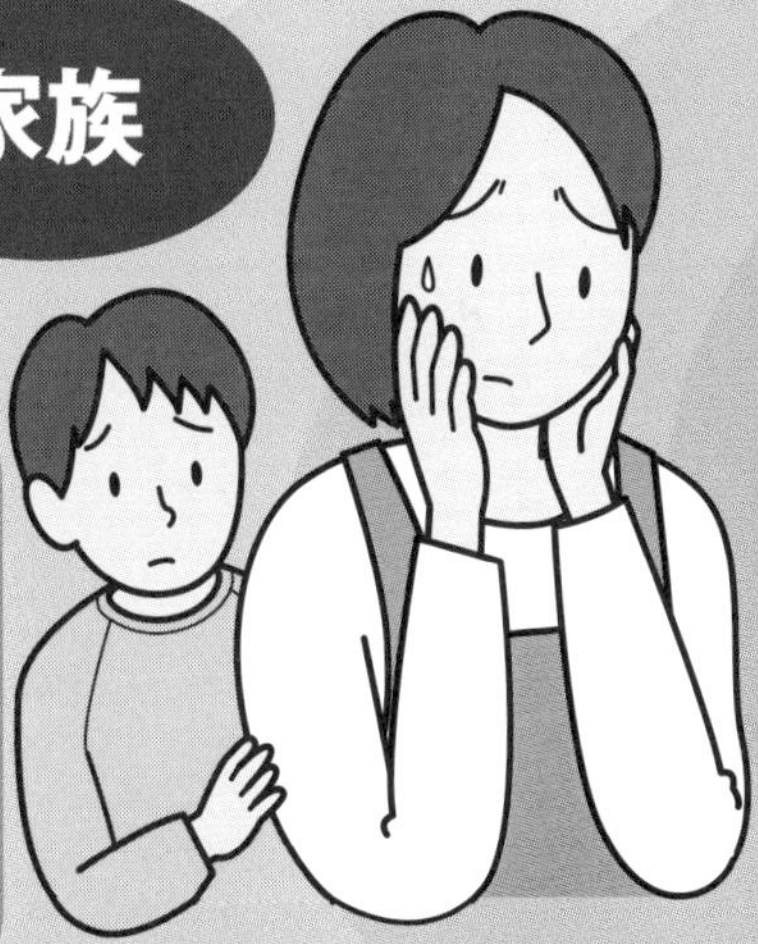

本人もつらいが、家族も生活が苦しくなり、本人との関係が険悪になるなど、厳しい状態に陥っていく

勤務先の人たち

地域の人たち

体調不良で重要な会議を欠席するなどの問題を起こし、上司や人事担当者がその後始末をすることに。勤務先でも大問題になっていく

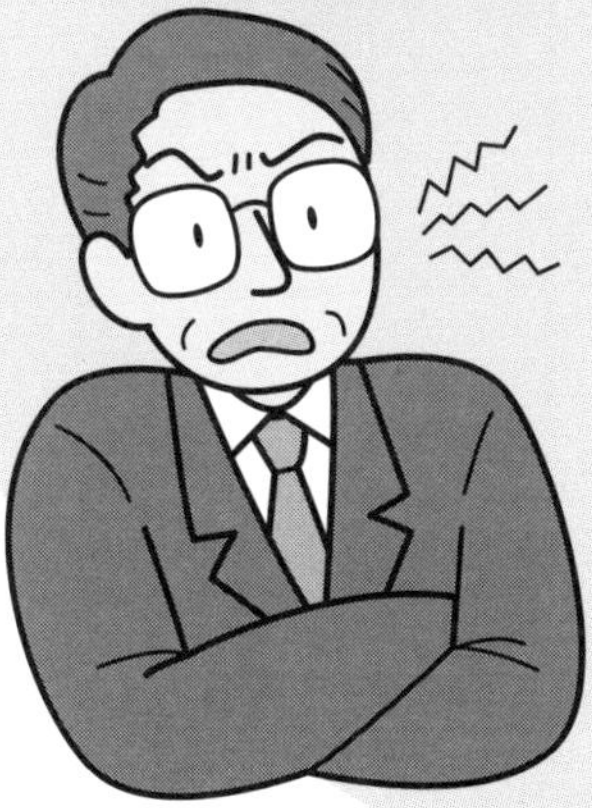

日常生活の問題

家庭での日常生活が、お酒関連の問題を中心に動くようになってしまう。家族全員がつねに問題の解決や予防に腐心するような状態に

社会生活の問題

朝や昼から飲酒する、泥酔して騒ぐなどの行動が続き、近隣住民など地域の人との間でトラブルが起こることもある。暴言・暴行や飲酒運転などの深刻な問題につながる場合もある

依存症の診断基準

ICDの診断ガイドラインが医療的な基準に

生活のなかで依存症を見分けるのは簡単ではありませんが、医療的には依存症は明確に定義されています。医療の現場ではICDという診断ガイドラインが主に使われます。

医療的な基準がある

アルコール依存症には、医療的な基準があります。WHO（世界保健機関）の作成した診断基準です。医療の現場ではこの基準が使われています。

ICD-10

WHOによる国際疾病分類の第10版。さまざまな病気の診断ガイドラインなどが記載されている。アルコール依存症の診察では2018年現在、このICD-10が主に使われている。

通常は、過去1年間のある期間に、以下の6項目のうち3つ以上の項目が同時にあったか、または繰り返し起きた場合に、アルコール依存症と診断される

1. 飲酒したいという強い欲望あるいは強迫感。
2. 飲酒の開始、終了、あるいは飲酒量に関して、自らの行動を統制することが困難。
3. 飲酒を中止もしくは減量したときの生理学的離脱状態。アルコールに特徴的な離脱症候群の出現や、離脱症状を軽減するかさける意図でアルコール（もしくは近縁の物質）を使用することが証拠となる。
4. はじめはより少量で得られたアルコールの効果を得るために、飲酒量を増やさなければならないような耐性の証拠。
5. 飲酒のために、それにかわる楽しみ興味を次第に無視するようになり、アルコールを摂取せざるを得ない時間や、その効果からの回復に要する時間が延長する。
6. 明らかに有害な結果が起きているにもかかわらず、依然として飲酒する。たとえば、過度の飲酒による肝臓障害、ある期間物質を大量使用した結果としての抑うつ気分状態、アルコールに関連した認知機能の障害などの害。使用者がその害の性質と大きさに気づいていることを（予測にしろ）確定するよう努力しなければならない。

P32～33の図はすべて、融道男ほか監訳『ICD-10精神および行動の障害－臨床記述と診断ガイドライン－』（医学書院）、『精神医学』60巻2号（医学書院）樋口進「DSM-5とICD-11草稿のアディクション概念・診断の比較」を参考に作成

専門医はICDを使って診断している

依存症の専門医は、WHOの国際疾病分類ICDなど、国際的な診断基準を使ってアルコール依存症の診断をおこなっています。

医療的な診断基準では、飲み方のコントロール障害やお酒中心の生活、離脱症状などが、依存症の定義として示されています。

酒好きの人やその家族はお酒関連の問題として、飲酒量や酒ぐせの悪さを気にしがちですが、医学的に問題となるのは酒ぐせの悪さではなく、その背景にあるコントロール障害などの症状です。

依存を疑ったときには、酒ぐせの悪さなどの目立つ部分だけで自己判断せず、医療機関を受診しましょう。

WHOはICDの改訂作業をおこなっている。2018年6月に第11版の最終草案が発表された

ICD-11

国際疾病分類の第11版。以下はその草案を要約したもの。

この草案は2019年5月の世界保健総会で採択され、2022年頃に実際に使用される予定。

以下の3項目のうち2つの症状が同時に過去12ヵ月間繰り返されたか、または1ヵ月間以上続いた場合にアルコール依存症と診断される

- 右記の**2**「コントロール障害」
（しばしば**1**「飲酒したいという強い欲望」をともなうが、診断に必須ではない）
- 右記の**3**「離脱症状」または右記の**4**「耐性」
- 右記の**5**「飲酒中心の生活」
（しばしば**6**「問題が出ているにもかかわらず飲酒を継続する状態」をともなう）

もうひとつの診断基準「DSM」

精神疾患の診断基準には、WHOのICDのほかに、APA（アメリカ精神医学会）によるDSMというものもあります。

ただし、DSMの最新第5版には、依存症の基準がありません。依存は「物質使用障害」というカテゴリーで診断されます。

DSMの物質使用障害は11項目で、原則的にアメリカの基準です。ICDとは内容が異なります。本書では、国際的に使われているICDの診断ガイドラインにそって、アルコール依存症を解説しています。

DSMとICDの主な違い

- DSMには依存のカテゴリーがない
- DSMには依存未満の状態の定義がない
- DSMは11項目のうち2項目を満たせば使用障害と診断される。より軽い人も診断されるという特徴がある

スクリーニングテストAUDIT《オーディット》で自己チェック

飲酒の危険度をチェックするための目安があります。診断基準ではありませんが、専門医を受診する前の簡易的なチェックとして活用できます。

依存度を簡易的に確認できる

お酒の飲みすぎが気になるものの、依存症かどうか判断できず、受診を迷う場合もあるでしょう。そのときは依存症の目安となるスクリーニングテストを使って、依存度を確認することができます。

スクリーニングテストとは、多くの人のなかから、病気の疑いがある人をしぼりこむためのテストです。疑いがわかった人はよりくわしい診察や検査を受け、心身の状態を調べます。

アルコール依存症では、AUDITというテストがよく使われています。質問一〇個ですぐに依存度がチェックできるので、活用してみてください。

簡易版のテストがある

医療的な診断基準とは別に、アルコール依存症を簡易的に判定するためのスクリーニングテストがあります。健康診断など、多くの人の健康を確認する場では、それらのテストが使われています。

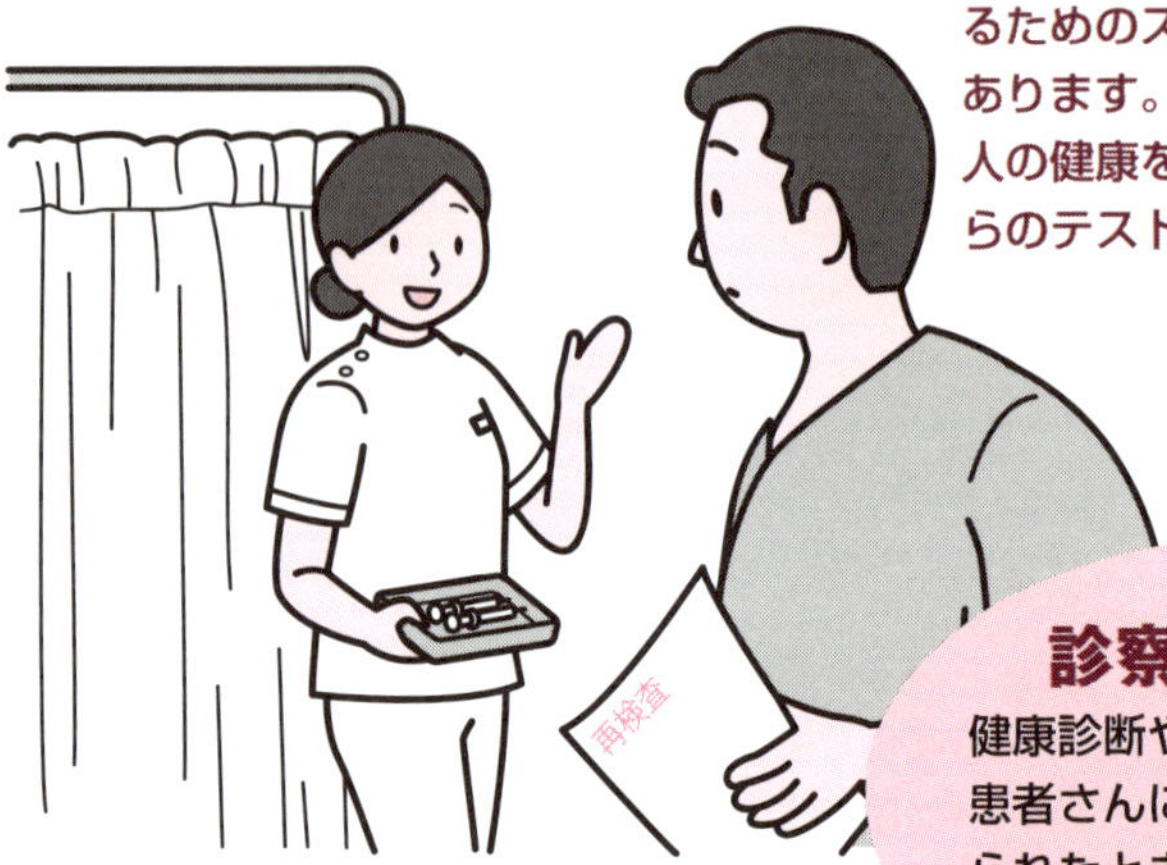

会社員向けの健康診断などで、飲酒量の多い人はテストに基づく質問を受ける場合がある

診察で使われる

健康診断や一般の内科などで、患者さんにお酒関連の問題がみられたとき、依存の危険性を調べるために使われている

自己チェックにも使える

お酒関連の問題が気になる場合に、本人や家族が、受診前の簡易的なチェックリストとして使うこともできる

すぐに使えるスクリーニングテスト

スクリーニングテストには、すぐに使える自己記入式のものもあります。2018年現在、よく使われているのは「AUDIT」です。

AUDIT

WHOが中心となり、各国の共同研究によって作成されたスクリーニングテスト。以下の質問を読み、当てはまる内容の⓪～④の点数を合計すると、飲酒の危険度が確認できる。

●質問中の「1ドリンク」の目安…ビール250ml／日本酒0.5合／焼酎0.25合／ワイン1杯／ウイスキー0.5杯（ダブル）

●あなたはアルコール含有飲料をどのくらいの頻度で飲みますか？
⓪飲まない　①1ヵ月に1回以下　②1ヵ月に2～4回　③1週間に2～3回　④1週間に4回以上

●飲酒するときには通常どのくらいの量を飲みますか？
⓪1～2ドリンク　①3～4ドリンク　②5～6ドリンク　③7～9ドリンク　④10ドリンク以上

●一度に6ドリンク以上飲酒することがどのくらいの頻度でありますか？
⓪ない　①1ヵ月に1回未満　②1ヵ月に1回　③1週間に1回　④毎日あるいはほとんど毎日

●過去1年間に、飲みはじめると止められなかったことが、どのくらいの頻度でありましたか？
⓪ない　①1ヵ月に1回未満　②1ヵ月に1回　③1週間に1回　④毎日あるいはほとんど毎日

●過去1年間に、ふつうだとおこなえることを飲酒していたためにできなかったことが、どのくらいの頻度でありましたか？
⓪ない　①1ヵ月に1回未満　②1ヵ月に1回　③1週間に1回　④毎日あるいはほとんど毎日

●過去1年間に、深酒のあと体調を整えるために、朝、迎え酒をせねばならなかったことが、どのくらいの頻度でありましたか？
⓪ない　①1ヵ月に1回未満　②1ヵ月に1回　③1週間に1回　④毎日あるいはほとんど毎日

●過去1年間に、飲酒後、罪悪感や自責の念にかられたことが、どのくらいの頻度でありましたか？
⓪ない　①1ヵ月に1回未満　②1ヵ月に1回　③1週間に1回　④毎日あるいはほとんど毎日

●過去1年間に、飲酒のため前夜の出来事を思い出せなかったことが、どのくらいの頻度でありましたか？
⓪ない　①1ヵ月に1回未満　②1ヵ月に1回　③1週間に1回　④毎日あるいはほとんど毎日

●あなたの飲酒のために、あなた自身かほかの誰かがケガをしたことがありますか？
⓪ない　②あるが、過去1年間にはなし　④過去1年間にあり

●肉親や親戚、友人、医師、あるいはほかの健康管理に携わる人が、あなたの飲酒について心配したり、飲酒量を減らすようにすすめたりしたことがありますか？
⓪ない　②あるが、過去1年間にはなし　④過去1年間にあり

AUDITの基準	～9点 比較的、危険が少ない	10～19点 健康被害の可能性が高い	20点～ アルコール依存症の疑い
保健指導の目安	～7点 介入は不要	8～14点 減酒支援をおこなう	15点～ 専門医療機関の受診へ

AUDITの邦訳は、伴信太郎／樋口進監修『ぼくらのアルコール診療　シチュエーション別。困ったときの対処法』（南山堂）より、保健指導の目安は厚生労働省「標準的な健診・保健指導プログラム【改訂版】」より引用

依存症の目安②

インターネットでも飲み方の問題が確認できる

インターネットで依存症のスクリーニングテストを利用し、飲み方の問題を確認することができます。簡易版のチェックとして活用しましょう。

ネットで簡単にチェックできる

2018年現在、以下のウェブサイトで依存症のスクリーニングテストを利用することができます。これらのテストを使って依存度をチェックするのもひとつの方法です。

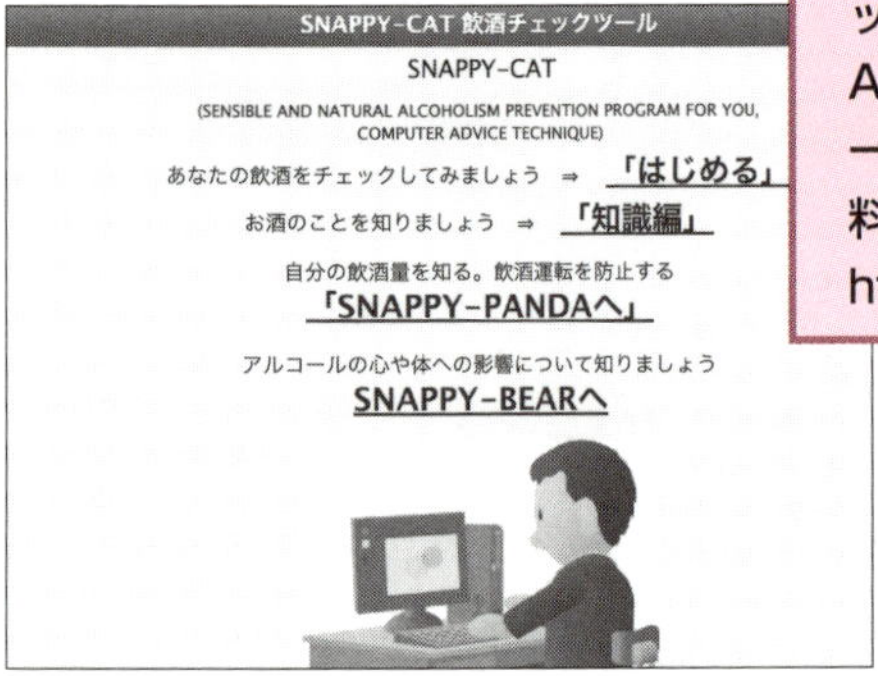

SNAPPY-CATのトップページ画面。依存度のチェックツールのほかに、基礎知識がわかるページや、飲酒量を確認できるページもある

岡山県精神科医療センター
SNAPPY-CAT

インターネットで利用できる飲酒チェックツール。厚労科研の一環として、AUDITをもとに作成したもの。インターネットを閲覧できる環境であれば、無料で使える。

https://www.udb.jp/snappy_test/

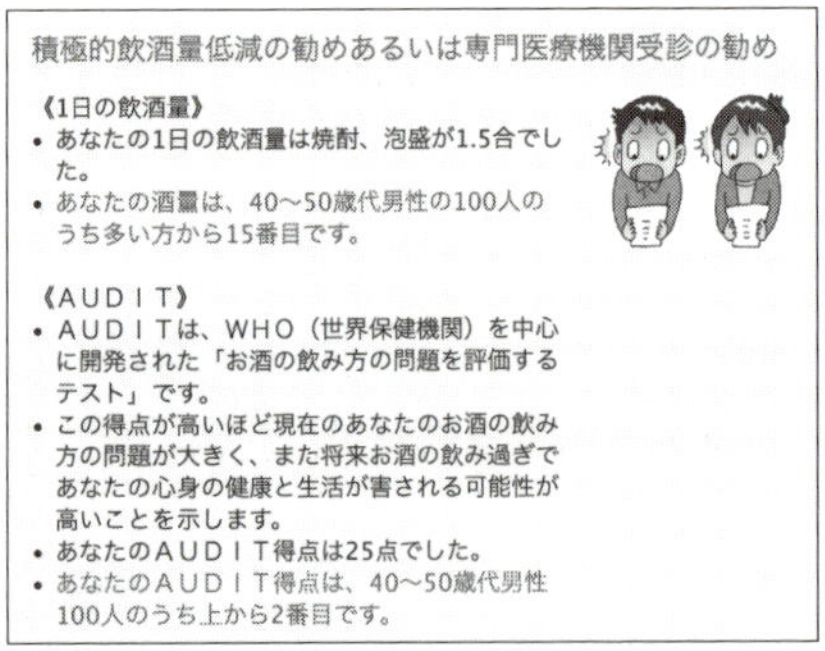

画面上でいくつかの質問に答えていくと、結果が表示される。医療機関を受診する必要があるかどうかがわかる

かすみがうらクリニック
アルコール依存度WEB診断

インターネットで依存度を簡易的にチェックできるツール。飲酒関連の問題を抱えている本人向けのチェックと、家族向けのチェックがある。専門医療機関である、かすみがうらクリニックが作成し、ホームページで公開している。

http://www.kasumigaurac.sakura.ne.jp/shindan.html

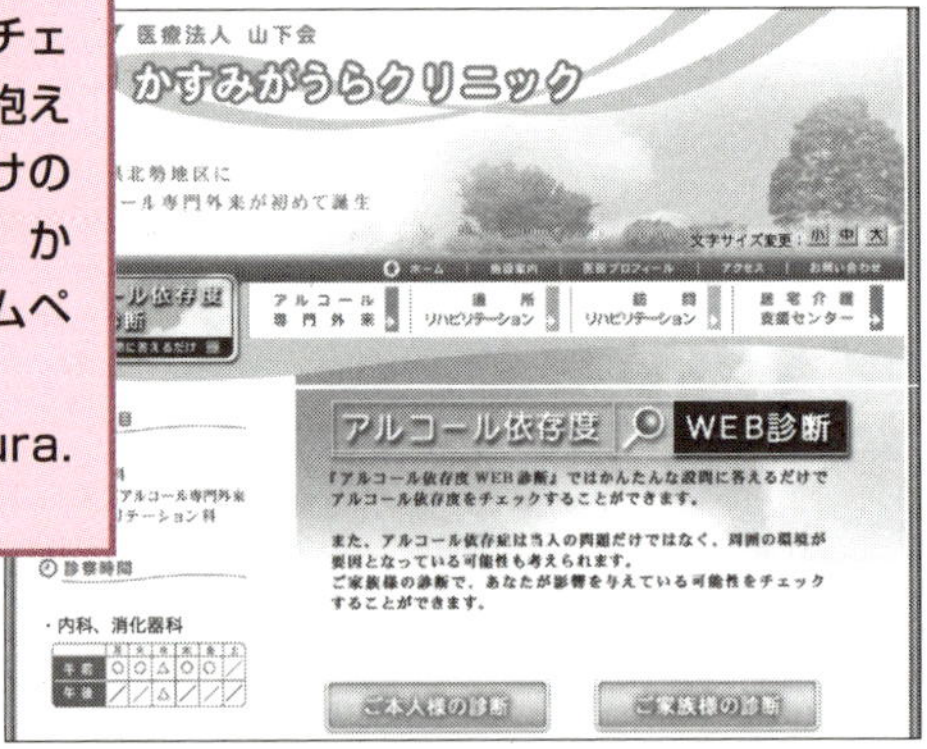

家族向けのチェックでは「夫の問題でも、自分の責任のように思って、世話を焼いてしまう」など、家族向けの質問が用意されている

質問に答えていくと結果が表示される

ウェブサイトやアプリでも、依存度をチェックすることができます。画面に日頃の飲酒量や過去の飲酒関連の問題などに関する質問が表示され、それらの質問に答えていくと、結果が表示されます。

依存度が高い場合には、医療機関の受診をすすめるメッセージが出ます。その説明をみて、受診を検討するのもよいでしょう。

受診前のチェックに活用できる

スクリーニングテストによる自己チェックは、あくまでも目安です。受診前の簡単なチェックとして活用し、くわしいことは医療機関で調べてもらいましょう。

また、本人が回答した場合、実際の症状よりも軽く見積もる傾向があり、テストの点数は低くなりがちです。問題がある場合には、テストの結果だけで判断せず、受診を検討してください。

アプリも配信されている

AUDITを収録したアプリも配信されています。沖縄県が健康増進のために開発したアプリで、依存度のチェックのほかに、飲酒量の自己管理などの機能も搭載されています。

沖縄県保健医療部
節酒カレンダー

沖縄県がお酒関連の問題への対策として開発したアプリ。iOSまたはAndroidOSの端末で利用できる。飲酒の記録をとって自己管理するための機能や、AUDITで依存度を確認できる機能などが搭載されている。

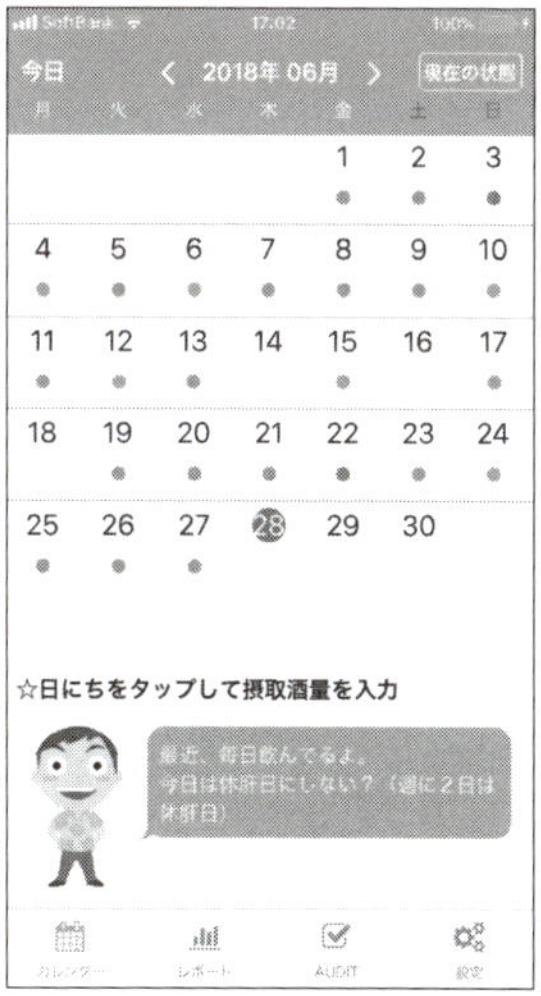
今日
2018年 06月
現在の状態
月 火 水 木 金 土 日
☆日にちをタップして摂取酒量を入力
最近、毎日飲んでるよ。今日は休肝日にしない？（週に２日は休肝日）
カレンダー
レポート
AUDIT
設定

アプリ内のカレンダーに、毎日の飲酒量を記録していく。飲み方を自己管理できる

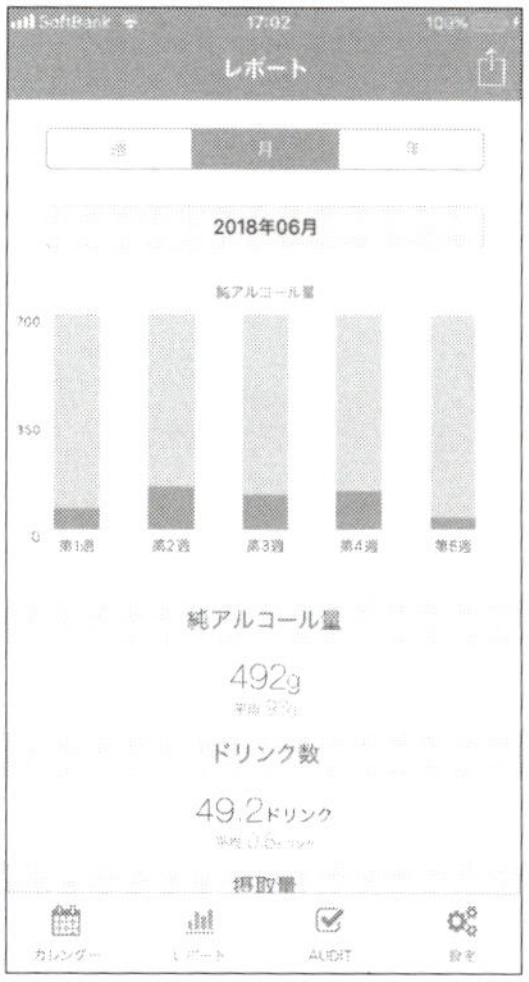

記録した内容をグラフでみることができる。飲酒量の増減を目でみてチェックできる

AUDITのチェックリストが収録されている。質問に答えていくと結果が表示される

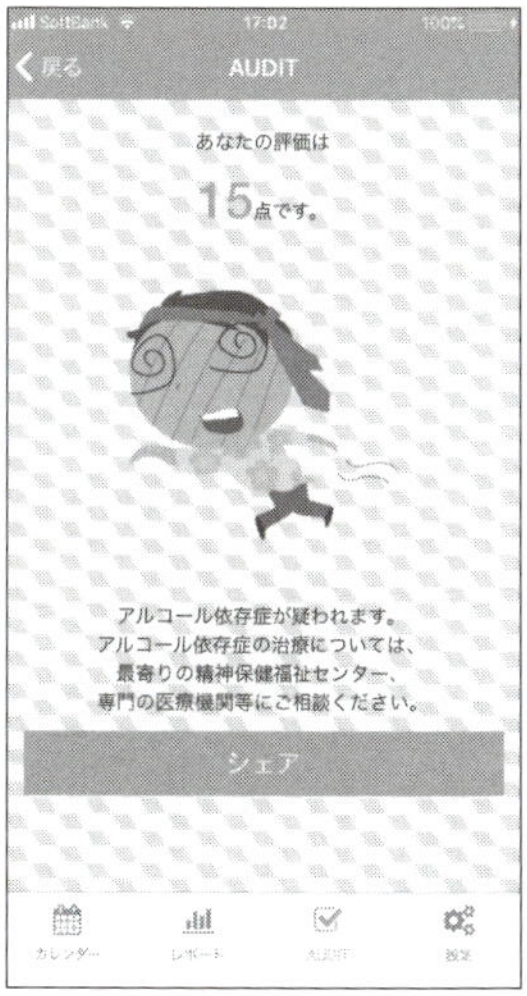
戻る
AUDIT
あなたの評価は
15点です。
アルコール依存症が疑われます。
アルコール依存症の治療については、
最寄りの精神保健福祉センター、
専門の医療機関等にご相談ください。
シェア
カレンダー
レポート
AUDIT
設定

家族ができること

各種の目安で治療の必要性をチェックする

お酒の問題がある場合には、各種の目安を使って、依存症かどうか、おおよその見当をつけましょう。そして依存症の疑いが強い場合には、ぜひ受診を考えてください。

よくある誤解

様子をみてしまいがち

依存症の人の家族は、本人の飲み方の問題に気づいていても、なかなかすぐには対処できず、様子をみてしまうものです。一時的な問題ではないかと期待をかけるわけですが、残念ながら、その期待通りには進まない場合が多数です。

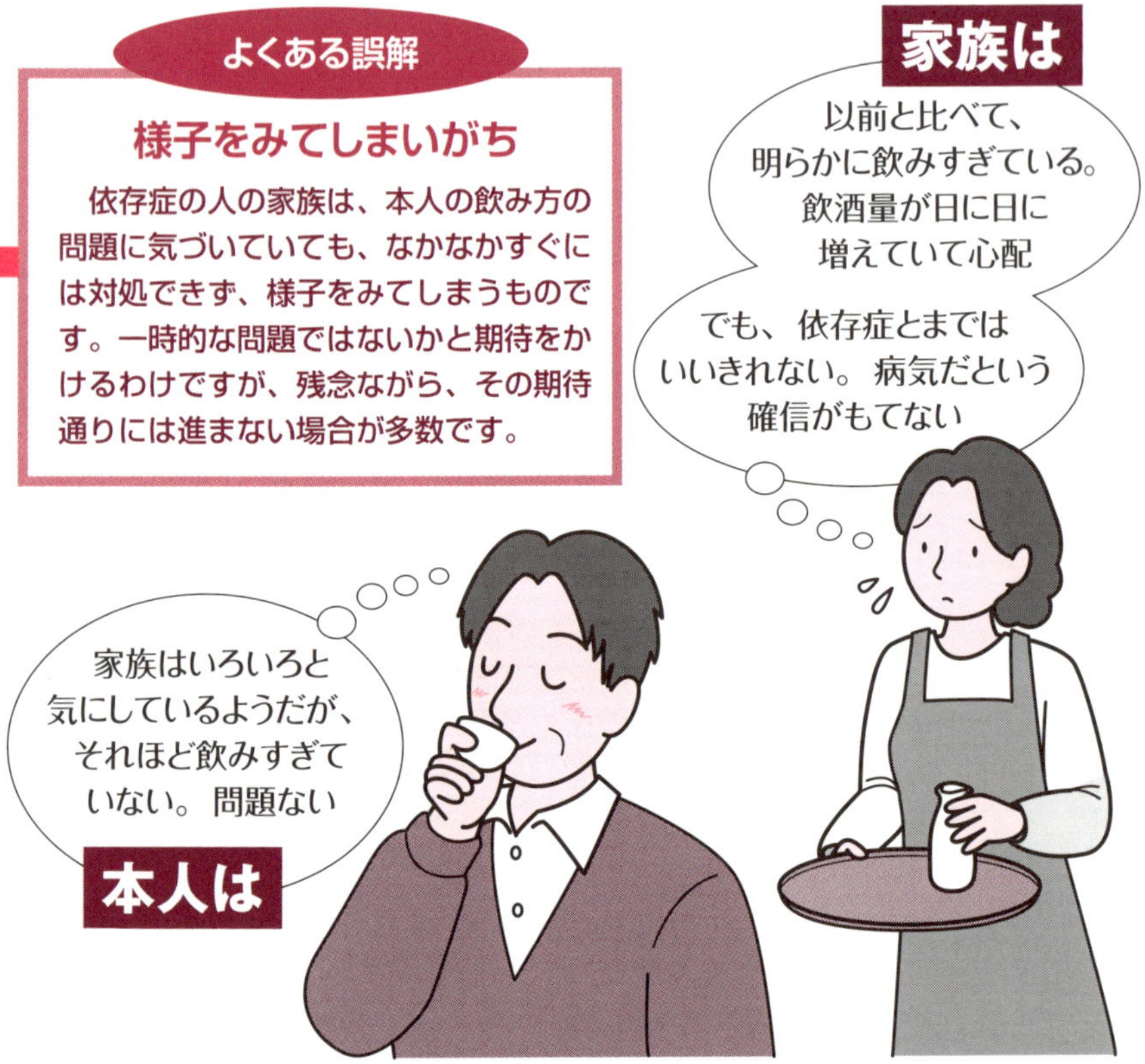
家族は
以前と比べて、明らかに飲みすぎている。飲酒量が日に日に増えていて心配
でも、依存症とまではいいきれない。病気だという確信がもてない
本人は
家族はいろいろと気にしているようだが、それほど飲みすぎていない。問題ない

お酒の問題が徐々に悪化していても、本人も家族も、意識をなかなか切り替えられない。そのまま様子をみてしまう

自己判断せず、目安でチェックする

依存症の人は、お酒関連の問題が悪化していても、自分でそのことにはなかなか気づけません。

また、家族も問題を直視することをさけ、不安や迷いを感じながらも「まだ大丈夫」と自分に言い聞かせるようにして、様子をみてしまうことがあります。

自己判断でお酒関連の問題を放置するのは危険です。家族は各種の目安を使って、本人の依存度をチェックしてみてください。

家族が確認できるのはあくまでも目安ですが、依存症の疑いが強いのであれば、それ以上、様子をみていては心配です。受診することを検討してください。

考え方を切り替える

目安に当てはまるなら対応する

飲み方に問題がみられるようであれば、ここまでに紹介した各種の目安を使って、それが依存症に該当するかどうか、おおよそのチェックをしてみましょう。そして目安に当てはまるようなら、医療機関に相談するなど、本格的な対応をはじめてください。

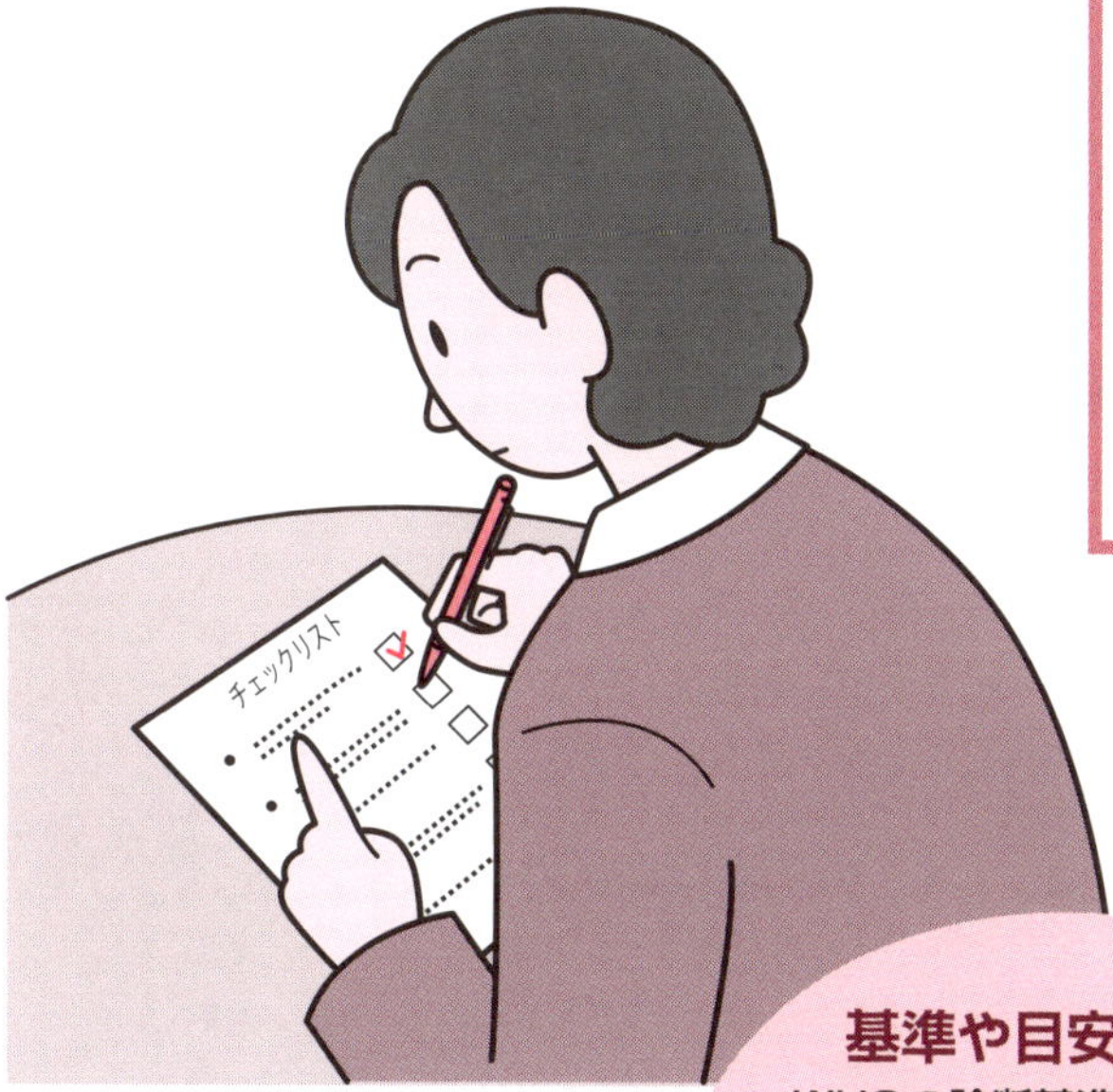

AUDITなどのスクリーニングテストは、専門知識のない人でも、依存度をはかる目安として活用できる。各項目にチェックを入れていき、結果を確認する

特徴をみる

依存症の特徴は、飲み方の「コントロール障害」と、家族などまわりの人を「巻きこむこと」。その2つの特徴をみる

（28〜31ページ参照）

基準や目安をみる

WHOの診断基準や、AUDITなどの目安をみて、日頃の生活が各項目と一致するかどうかをチェックする

（32〜37ページ参照）

症状をみる

依存症には「連続飲酒」や飲酒関連の「否認」など、特徴的な症状がある。それらが現れているかどうかを確認する

（40〜49ページ参照）

特徴・基準や目安・症状に該当することが多ければ、医療機関への相談・受診を考える

じつは本人も治療の必要性を感じている

依存症の人は多くの場合、「自分は依存症などではない」と考えながらも、「本当に大丈夫だろうか」と、不安も感じています。本人も、なんらかの対策が必要だということに、薄々気づいている場合が多いのです。

家族が各種の目安を確認し、治療を考えはじめることは、じつは本人の深い悩みや迷いの解消にもつながっていくのです。

主な症状①

朝から晩まで、絶え間なく「連続飲酒」をする

アルコール依存症の人は、お酒を飲む量や回数が徐々に増えていき、最終的に、数時間おきに飲酒を続けるようになってしまっています。

いつも体にお酒が入っている状態に

依存症の人には「連続飲酒」という症状がみられます。数時間おきにお酒を飲み続け、いつも体にお酒を入れようとするのです。

その行動の背景には、飲酒欲求が強すぎて飲まずにいられないという心理的な側面と、体質が変化し、体がお酒を欲しているという身体的な側面があります。

依存症の人はお酒を飲んでいないと、手が震えるなどの離脱症状（四六ページ参照）が出てしまいます。その症状を防いだり、隠したりするために飲み続けているという側面もあるのです。

連続飲酒と離脱症状を合わせてみていく必要があります。

飲みすぎと連続飲酒の違い

健康な人でもときには飲みすぎることがありますが、それは一晩かぎりの出来事です。依存が進むと、飲みすぎることが増えていき、やがて朝や昼でも、仕事中でも飲み続ける「連続飲酒」の状態になります。それはただの飲みすぎではなく、依存症の症状です。

正常

休憩時にほどほどに飲む

正常な状態であれば、仕事が終わったあとの夜など、休憩できる時間に、お酒をほどほどに飲むことができる。飲みすぎて失敗することがほとんどない。

軽度の依存

飲む回数や時間が増える

飲酒行動が全体的に増加するのが、軽度の依存の状態。事例のBさん（14ページ参照）のように昼から飲みはじめる人や、夜間の酒量や飲む時間が増える人などがいる。健康面に影響が出たり、生活面で問題が起きたりしはじめる。

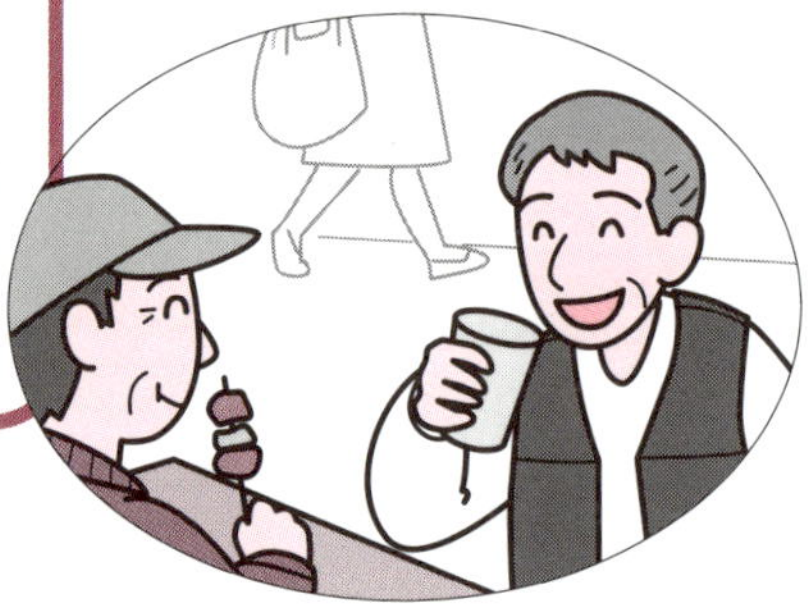

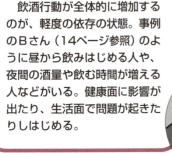

依存症

数時間おきに飲み続けている

　依存症の人は、飲む量や時間が増えていった結果、朝から晩まで数時間おきに絶え間なく飲み続けるようになる。そのような状態を「連続飲酒」という。健康面・生活面に多大な影響が出る。

行動パターン

夜に飲みすぎることが増える

最初は夜などの休憩時に、酒量や飲む時間が増える。酔って家族や同僚と口論をするなどの問題は起こるが、まだ軽度の依存

↓

朝や昼からお酒を飲むように

まだ用事のある朝や昼、仕事の合間などにもお酒を飲むようになる。飲み方がコントロールできず、依存症の状態に

↓

ほとんど食べずに飲み続ける

朝晩を問わず、数時間おきに飲酒し、いつも体にアルコールが入っている状態に。食べ物をほとんどとらず、お酒ばかり飲むようになる時期もある

連続飲酒に関連してみられる行動の例

- お酒を小さなビンやペットボトルに入れて持ち歩き、仕事中でも飲んでしまう
- 朝になって目が覚めると体からアルコールが抜けているため、迎え酒をする
- 手の震えなどの離脱症状をおさえるために、仕事の前に酒を飲む習慣がつく
- 体が衰弱して飲めなくなる時期もあるが、しばらくたつとまた飲みはじめる

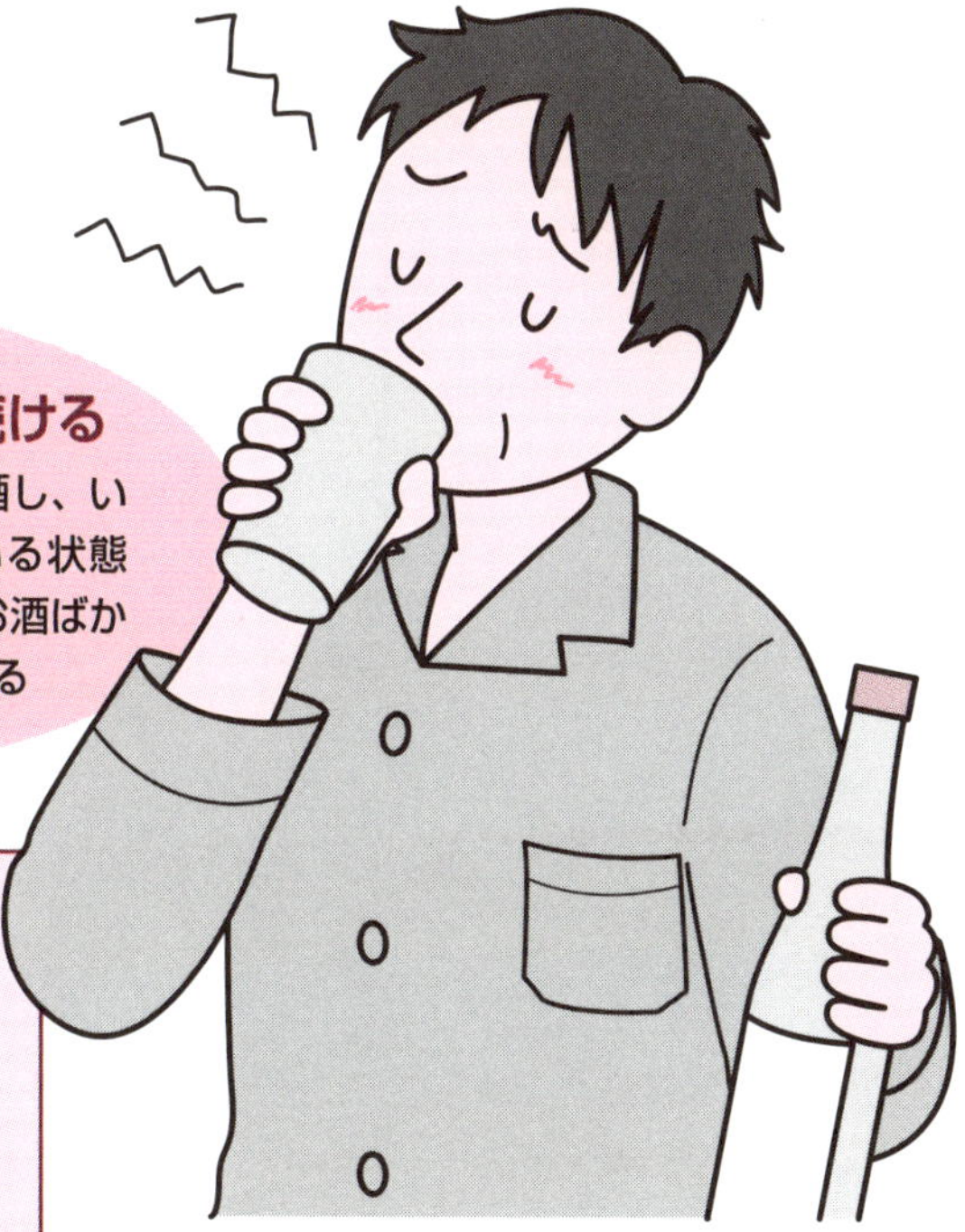

体からお酒が抜けると離脱症状が出てしまうため、起き抜けに迎え酒をするようになる

主な症状②

明らかに飲みすぎているのに、それを「否認」する

依存症の人には、お酒関連の問題を否認しようとする傾向があります。認めればお酒を飲めなくなるという不安があり、問題を受け止めきれないのです。

問題の受け止め方が違う

お酒関連の問題が起きたときに、正常な状態の人や軽症の人は、その問題を認識し、解決しようとします。依存症の人の場合、軽症の人よりも深刻な問題が起きているのに、その問題から目をそむけます。問題の受け止め方にも、独特の症状が現れるのです。

お酒のトラブル

体が正常な状態の人でも、飲みすぎてトラブルを起こしてしまうことはある。トラブルだけでは依存症とは診断されない

正常

飲みすぎを反省し、酒量を減らす

通常は、お酒の飲みすぎでトラブルを起こしたことを本人が反省して、酒量を減らすなどの対策をとることができる。自分の適正飲酒量を理解しようとする。

軽度の依存

反省するが、問題がなかなか解消しない

トラブルを認識し、反省して対策をとるものの、しばらくたつとまた飲みすぎて問題を起こす。これは軽度の依存といえる状態。

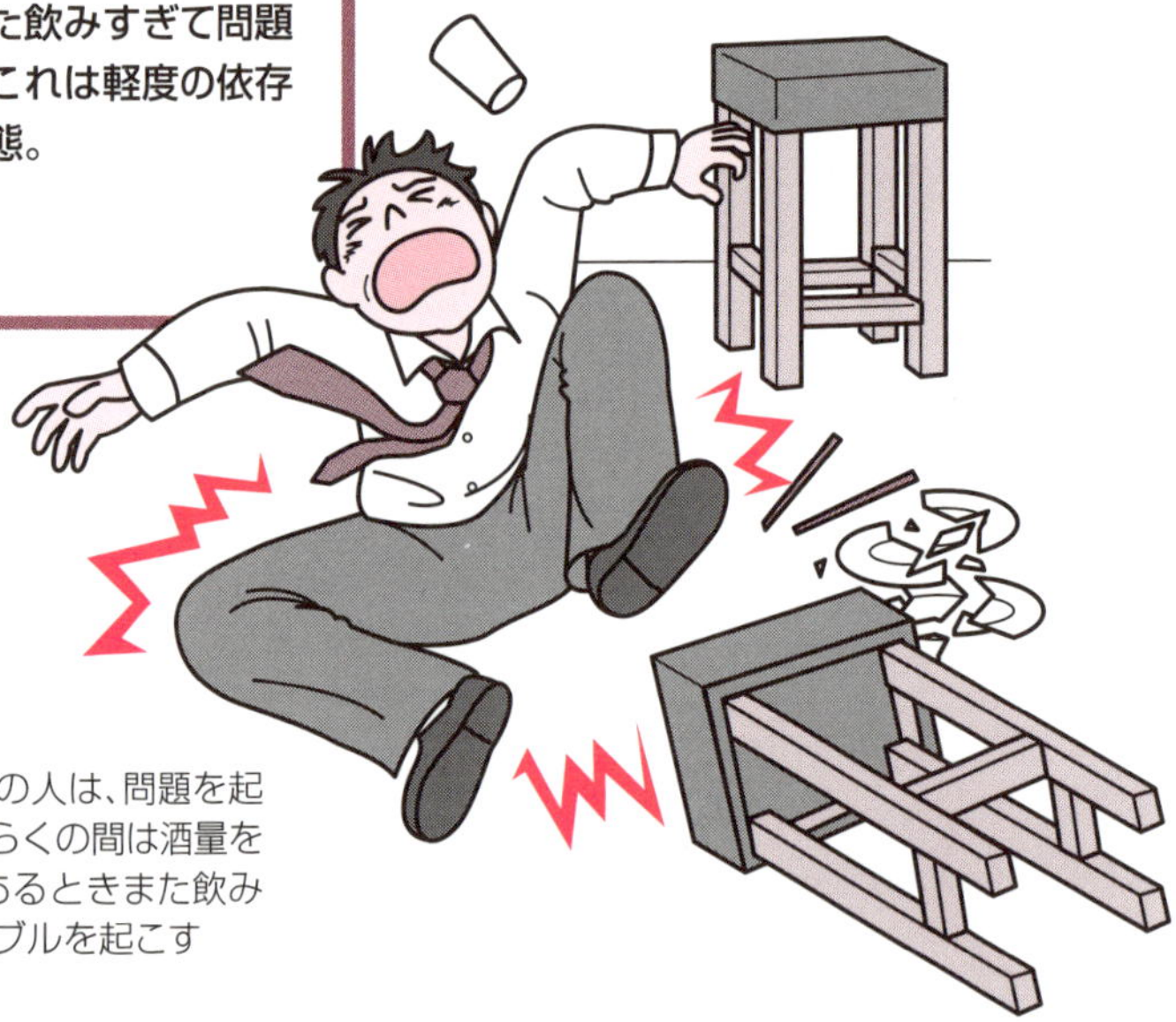

軽度の依存の人は、問題を起こすとしばらくの間は酒量を減らすが、あるときまた飲みすぎてトラブルを起こす

わかっていても明確には認められない

依存症の人はほとんどの場合、自分が飲みすぎていることを知っています。そして、問題を解決したいとも感じています。しかしそのいっぽうで、依存を認めたくない気持ちや、お酒を飲み続けたいという願いももっています。

そのような葛藤を抱え、苦しみながらも、最終的には飲酒欲求に抵抗できず、問題から逃げるようにして、飲み続けているのです。

否認することは病気の症状のひとつ

家族などまわりの人は、本人が問題から目をそむけ、注意に反発する様子をみると、情けないと感じるかもしれません。

しかし、その否認感情は、依存症の症状のひとつです。本人も不安で、正常な判断ができなくなっているのだと理解してください。そして、治療を通じて否認感情に対処していきましょう。

依存症

明らかに問題があっても否認する

依存症の人は、飲みすぎて問題が起きていることを認識しながらも、それを明確には認めようとしない。実態よりも軽く考えたり、状況をごまかしたりして問題を否認し、飲酒できる環境を守ろうとする。

問題から目をそらそう、問題を隠そうと思うあまり、飲酒量などについて嘘をつくようになる場合もある

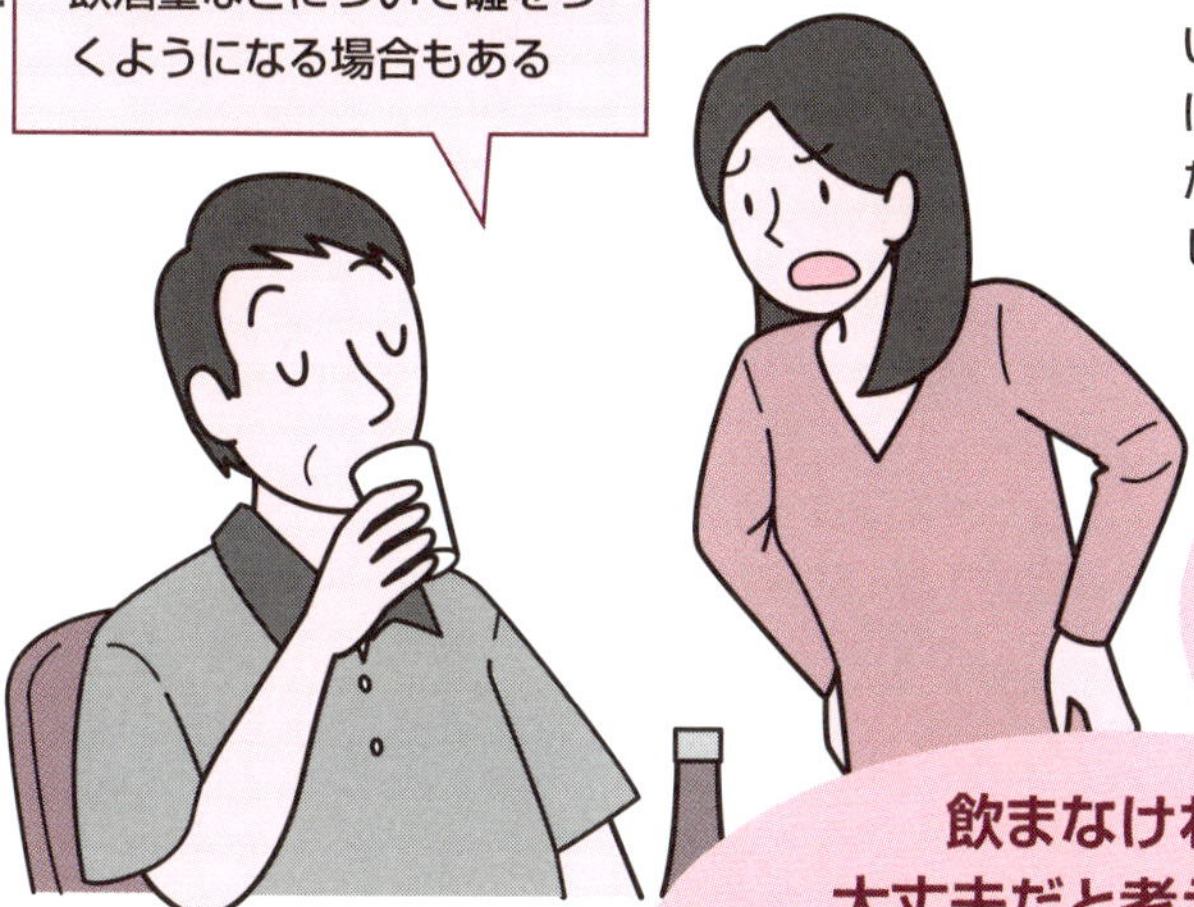

お酒関連の問題を注意されても、それを受け止めようとしない。そうすることで、飲み続けようとする

行動パターン

重大な問題ではないと言い張る

お酒関連の問題があることを否認する。問題自体を認めても、その程度を軽く考え、深刻に受け止めようとしない

飲まなければ大丈夫だと考えている

問題を事実としては受け入れても、たまたま飲みすぎただけで、飲まなければ問題は起こらないと考える

主な症状③

脳機能が変化して「意識してもやめられない」状態に

アルコール依存症の人は、飲むことをひかえようとしても、なかなか実践できません。もともと飲酒が好きなこともありますが、脳機能の変化も関係しています。

アルコールで脳が萎縮してしまう

　依存症の状態になると、飲酒をやめようと決意しても、欲求をおさえきれず、お酒に手を出してしまうことがよくあります。

　一見、本人の意志の弱さのようですが、これは意志の問題ではありません。依存症の人の脳は、たび重なる過剰な飲酒によって、その機能が変化してしまっています。脳が刺激に慣れ、前頭前野などが働きにくくなっているのです。

　お酒を飲んでいないときでも、判断力や記憶力などの低下がみられます。イライラしやすくなる人もいます。そのような変化もあって、禁酒をまっとうすることが難しくなっています。

一時的な乱れではない

　お酒は脳の働きに影響を与えるものです。誰でもお酒を多く飲めば、判断力が鈍くなったり、感情的になったりすることがあります。しかし依存症の人の場合、脳機能が低下していて、平常時にも判断や記憶などの乱れがみられるようになります。

正常

一時的に酔っぱらう

　正常な状態でも、お酒を飲めば酔いがまわる。一時的に判断力が鈍くなったり、気が大きくなったりすることがある。しかし問題を起こすほどではない。

軽度の依存

意識や記憶が乱れる

　飲みすぎている人の場合、飲酒時に冷静な判断ができなくなることが多く、問題を起こしてしまう場合がある。また、飲酒時の記憶が乱れる人もいる。

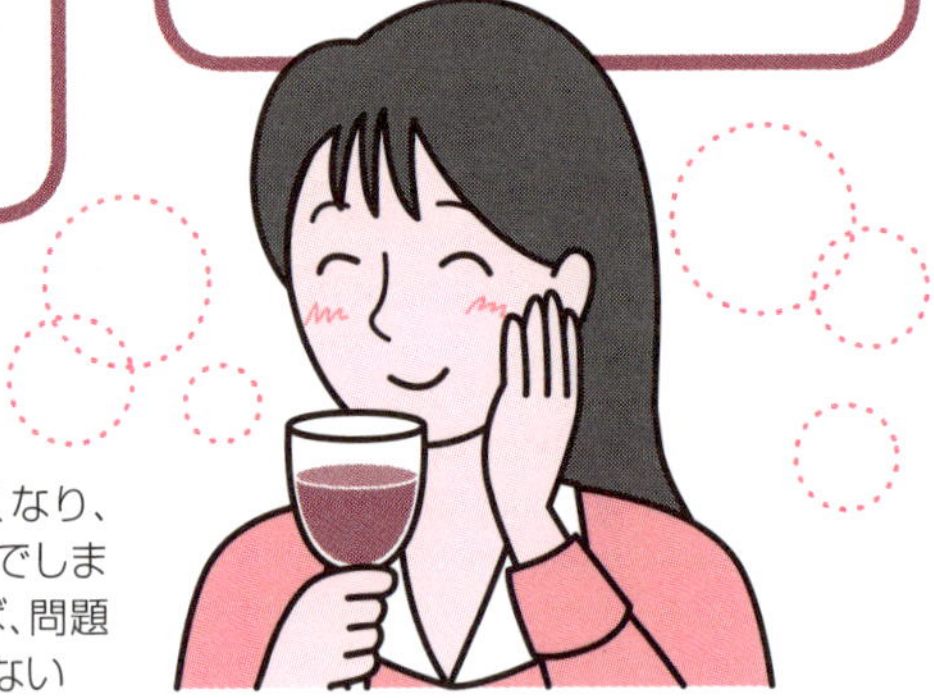

ほろ酔いで気が大きくなり、お酒を少し多めに飲んでしまう程度のことであれば、問題ない。依存には該当しない

依存症

飲んでいないときの判断力も落ちる

お酒を飲みすぎる生活が続くと、脳全体が萎縮する。認知や記憶、感情のコントロールといった脳機能が働きにくくなり、平常時の判断力も低下する。それによって、飲み方がより乱れやすくなり、依存が進んでしまう。

お酒を飲みすぎると、脳の前頭前野や海馬などの部分に異常が生じる。脳機能が低下し、平常時の様子が変わってくる

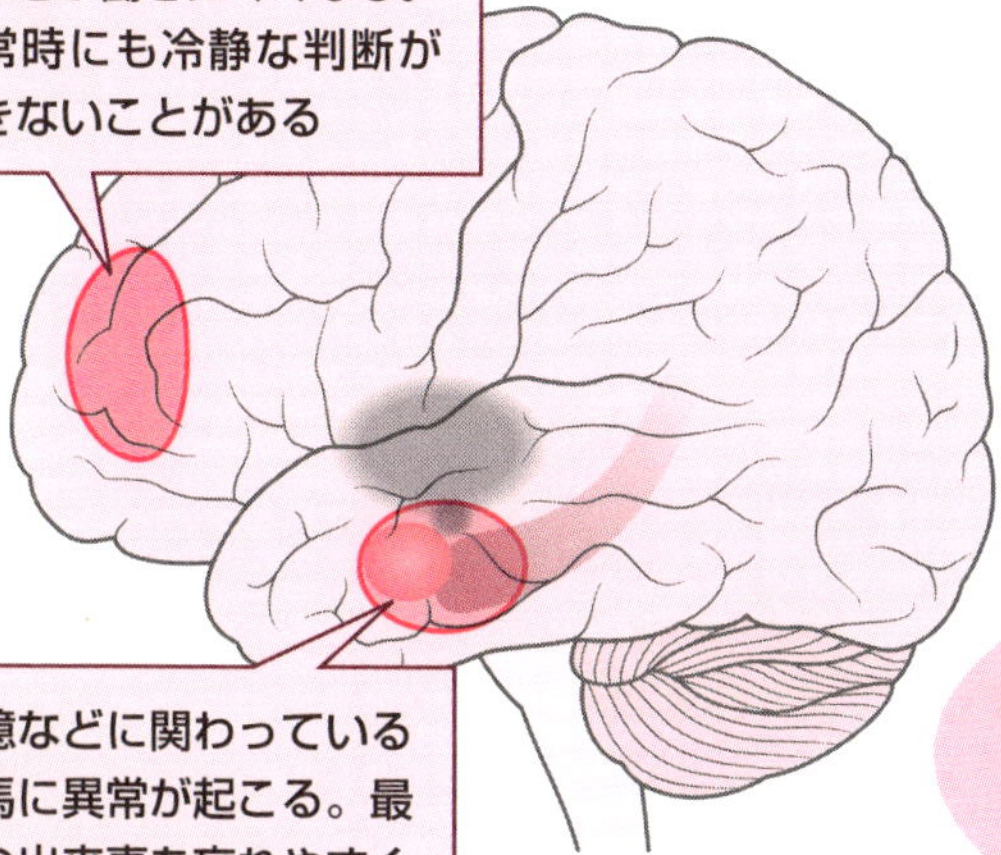
前頭前野の機能が低下し、認知機能や感情の抑制機能などが働きにくくなる。平常時にも冷静な判断ができないことがある
記憶などに関わっている海馬に異常が起こる。最近の出来事を忘れやすくなるなど、記憶力の低下がみられる場合がある

行動パターン

酔っている時間が長くなる

飲みすぎが続くと、飲み方のコントロールを徐々に失っていく。酔っている時間が長くなり、判断を誤ることも増える

平常時も判断が鈍くなる

飲みすぎの影響で脳が萎縮する。ものごとを考える力が弱くなり、平常時でも冷静に判断することが難しくなっていく

飲みすぎることが増える

もともと飲酒欲求が強く、飲みすぎていたところに、判断力の低下という要素が加わる。飲みすぎることがより一層増える

ほかの依存でも同じような状態に

ギャンブル依存など、アルコール以外の依存でも、脳機能の異常がみられます。アルコール依存症と同じように、前頭前野の機能低下などが起こり、判断力や記憶力などが弱くなります。

欲求を満たすために飲酒やギャンブルなどを過剰におこなうことで、脳が刺激に慣れてしまい、脳機能に変化が生じるのです。

主な症状④

飲まないと体の震えや幻覚などの「離脱症状」が出る

依存症の人は、お酒が切れると体が震えたり、汗をかいたりします。そのような症状を「離脱症状」といいます。依存症の代表的な症状のひとつです。

飲まないと体調がくずれる

深酒をすると体調がくずれるというのが一般的ですが、依存が進むと、お酒を飲んでも体調が変わらなくなり、やがて、お酒を飲んでいる状態が当たり前になります。その段階では、お酒が切れると体調に異変が起こるようになります。

軽度の依存

飲んでも体調が変わらない

飲みすぎることが続き、軽度の依存になっている人は、体にお酒への耐性がつきはじめていて、多少飲んでも体調が変わらなくなってきている。

●耐性とは……多量の飲酒を続けると、体質が変化し、それまでと同じ量のお酒では酔いがまわらなくなる。お酒への「耐性」が上がっていく

正常

お酒を飲むと体調が変化する

正常な状態の人は、お酒を飲むと酔いがまわり、体調が変化する。顔が赤くなる、動悸が速くなる、動作が大きくなるなどの変化がみられる。

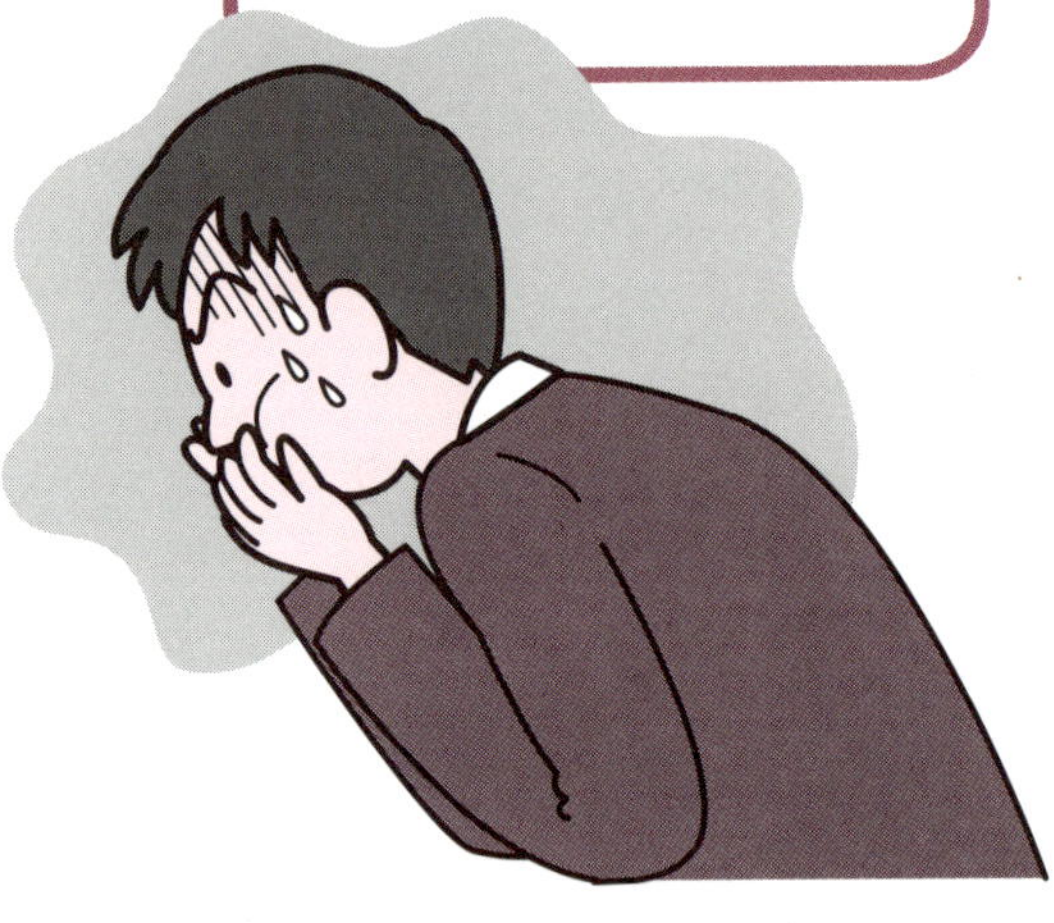

正常な状態では、お酒を飲みすぎると気持ちが悪くなり、吐き気がしてくる

お酒が切れると症状が出るように

依存症の人には朝晩を問わず飲み続ける「連続飲酒」という症状(四〇ページ参照)がみられますが、連続飲酒は「離脱症状」と深く関係しています。

依存症

飲まないと各種の症状が出る

依存症の人は、お酒を飲まないと体調が変化する。酔いがさめると手が震えたり汗をかいたりして、具合が悪くなる。そこでまたお酒を飲んでしまう。そのように、お酒が切れると引き起こされる症状を「離脱症状」といい、早期症状と後期症状の2種類がある。

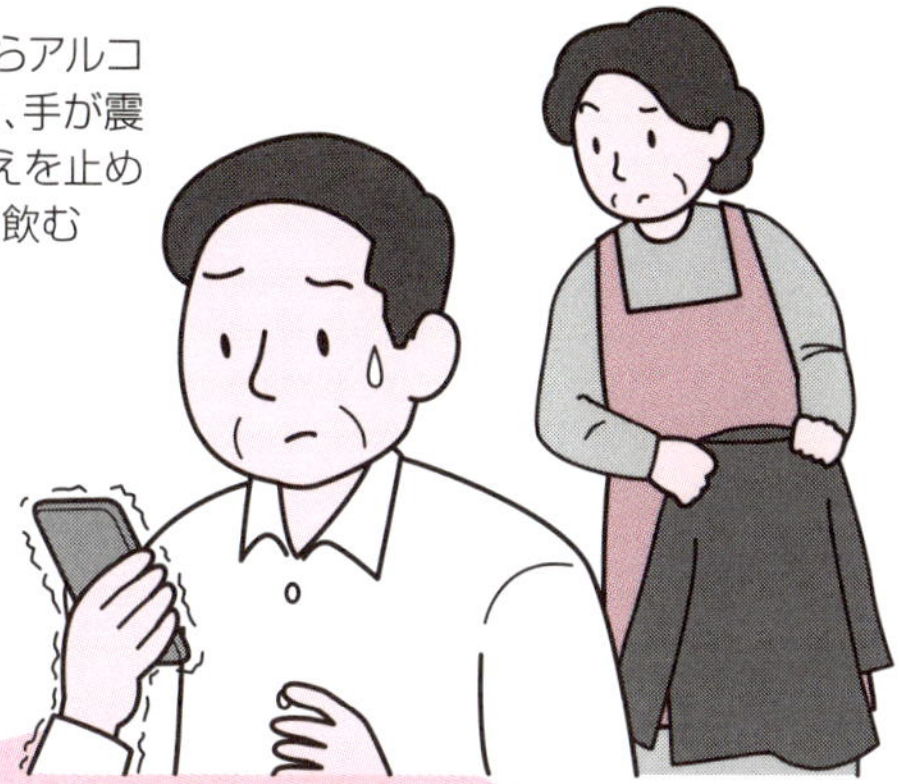

朝になって体からアルコールが抜けると、手が震え出す。その震えを止めるためにお酒を飲む

手の震えや発汗などの早期症状

お酒が切れてから数時間〜48時間の早期には、手や体の震え、発汗、吐き気、けいれんなどの症状が出る

幻覚や興奮などの後期症状

お酒が切れてから48時間以上経過すると症状が変わる。幻覚や激しい興奮、場所がわからなくなるなどの意識障害が起こるなど、危険な状態になる

依存症の人は、お酒が体から抜けると、手が震えるなどの離脱症状が出ます。それでは生活がままなりません。しかし、お酒を飲めば症状がおさまります。それでお酒がやめられなくなり、連続飲酒をしてしまうのです。

本人は、苦しい症状をやわらげたい、そのような姿を人に知られたくないという気持ちを抱えながら、飲酒しています。本人も苦しんでいるのです。

家庭で離脱症状が出てしまったら

離脱症状のなかには、幻覚をみて激しく興奮するなどの危険な症状もあります。家庭でそのような症状が出た場合には、救急対応が必要になることもあります。

上記の症状があり、異変を感じたら、総合病院や依存症の専門病院に連絡してください。とくに後期症状が出ている場合には、注意が必要です。

主な症状⑤

飲みすぎて「肝臓病などの体の病気」にかかる

お酒の飲みすぎで病気になるというのも、依存症の関連症状のひとつといえます。とくに多いのは肝臓や心臓、膵臓、胃、食道などの病気です。

病気から依存症がわかる場合も

「酒は百薬の長」ともいわれますが、実際には、お酒は体に負担をかけることが多く、健康になるための飲み物とはいえません。

飲み方がコントロールできなくなり、過剰に飲酒する生活が続けば、お酒を代謝する肝臓を中心として、体のさまざまな部分で異常や障害が起こります。体の病気にかかるというのも、依存症関連の症状のひとつです。

お酒関連の問題があっても医療機関にかかっていないという人の場合、体の病気を発症したことで医師と話す機会ができ、そこではじめて依存症を自覚するという場合もあります。

病気にかかりやすくなる

お酒は体に負担をかける飲み物です。お酒への依存度が高くなればなるほど、体の病気にかかりやすくなります。お酒関連の問題以外に、体の病気があるというのも、依存症を疑う理由のひとつになります。

軽度の依存

アルコールが病気の一因に

過剰飲酒が続いて軽度の依存になっている人は、一般の人よりも飲酒量が多いため、その分、体の病気にかかりやすくなっている。

正常

さまざまな要因で病気に

依存症ではなくても、体の病気にかかることはある。飲酒量が依存の人より少ないためリスクは低くなるが、ほかのさまざまな要因から病気になる。

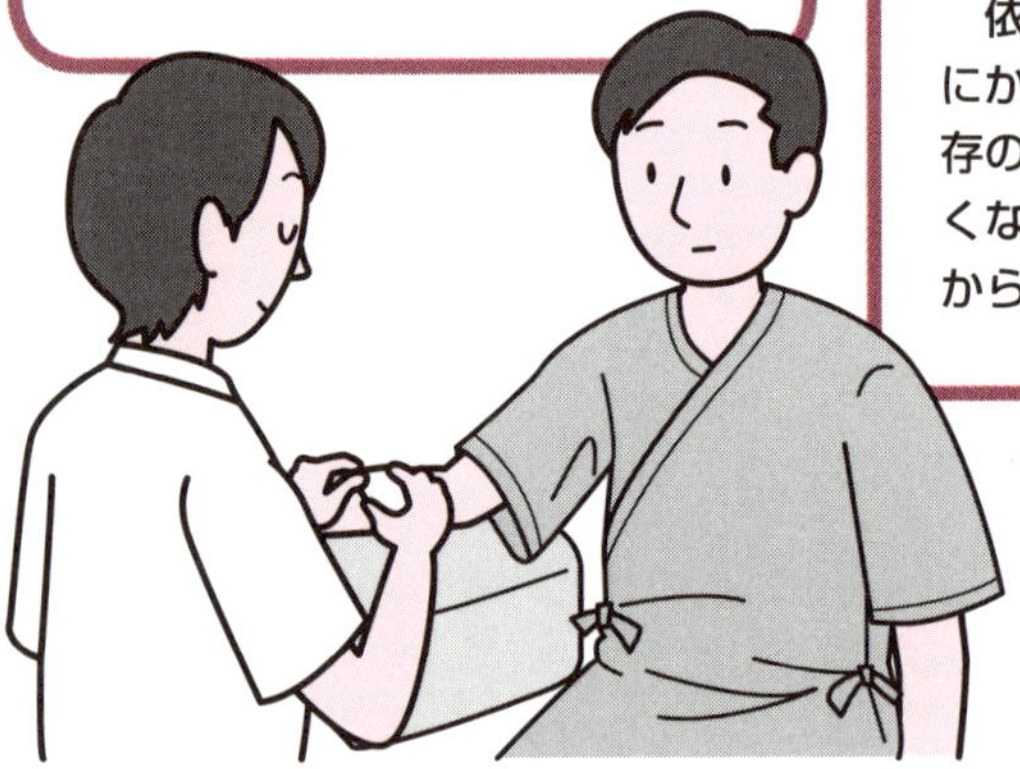

飲酒量の多さは、健康診断の結果に多少は影響している。しかしお酒だけが病気の要因になるわけではない

依存症

200種の病気のリスクが高まる

依存症にまでいたっている場合、飲酒量がかなり多くなっているため、体の病気のリスクもかなり高くなる。WHOはお酒が200種以上の病気に関連するとしている。肝臓などの病気にかかることも依存症の特徴のひとつだといえる。

アルコールに関連する病気の例

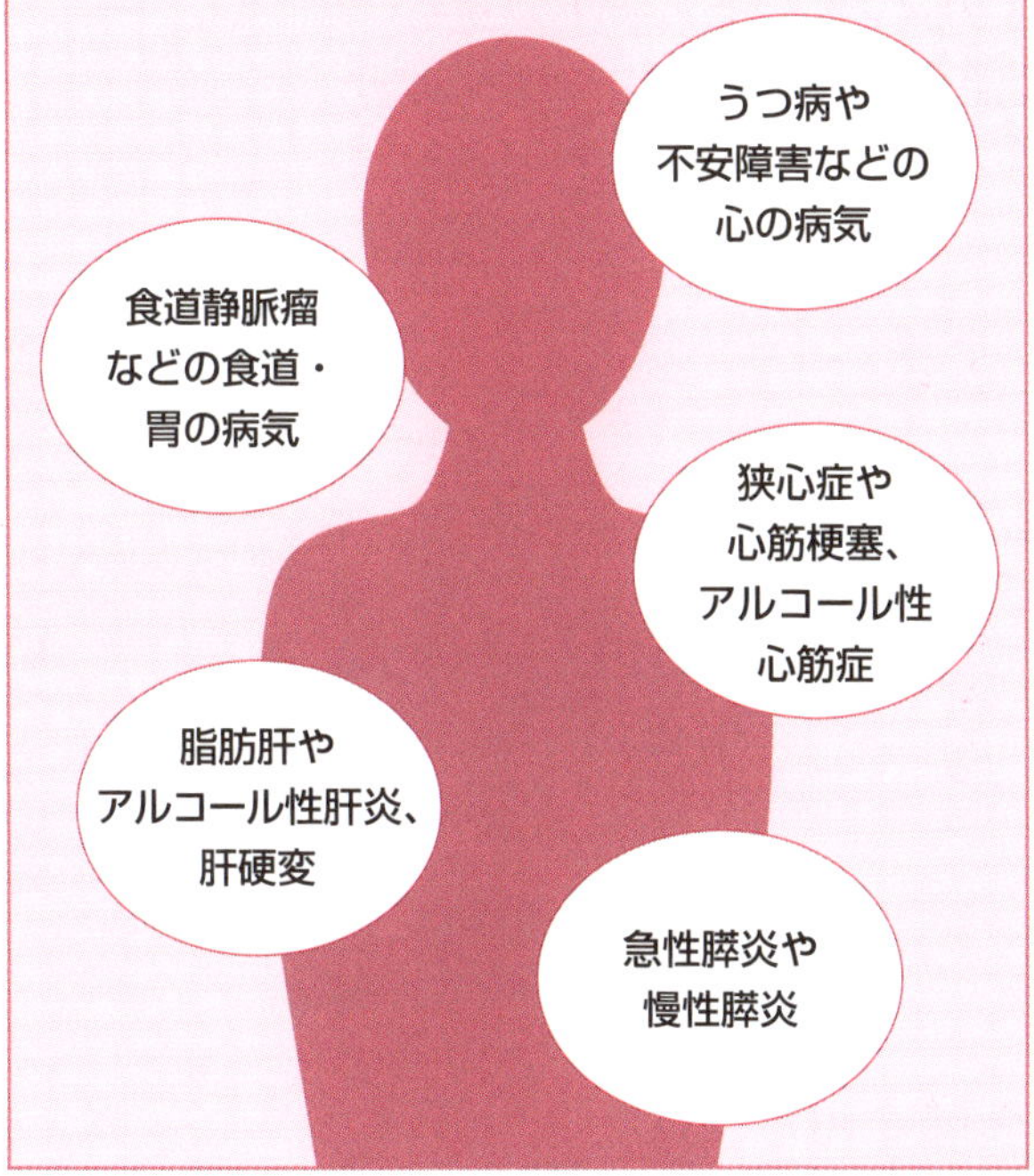
うつ病や
不安障害などの
心の病気
食道静脈瘤
などの食道・
胃の病気
狭心症や
心筋梗塞、
アルコール性
心筋症
脂肪肝や
アルコール性肝炎、
肝硬変
急性膵炎や
慢性膵炎

肝臓病などの病気にかかる

多量の飲酒を繰り返せば、その分だけ病気のリスクは高くなる。肝臓病などの病気にかかって医療機関を受診し、依存症がわかるというケースもある

一日にどのくらい飲むとリスクが高まるのか

厚生労働省は、アルコールの一日あたりの摂取量が男性で四〇グラム、女性で二〇グラム以上だと、生活習慣病のリスクが高まると指摘しています。女性の飲酒量が男性よりも少ないのは、女性はアルコールを代謝する機能が男性よりも平均的に低いためです。

二〇グラムというのは、お酒のアルコール度数によっても違いますが、目安としてはビール五〇〇ミリリットル、日本酒一合です。

節度ある適度な飲酒……健康増進法に基づいて策定された「健康日本21」という健康的な生活の目安では、男性で1日に20g程度を節度ある適度な飲酒としている。女性はそれよりも少ない量が推奨されている

リスクが高まる飲酒量……厚生労働省では1日に男性40g以上、女性20g以上を目安にしているが、海外の研究には1日に男性で19g、女性で9gを超えると死亡率が上がるという報告もある

COLUMN

お酒による認知機能低下と認知症が重なる場合も

依存症の症状には認知症と似ているものも

アルコール依存症の人には判断力の低下や記憶の乱れなど、認知症と似た症状がみられることがあります。そのため、当事者が高齢の場合、家族などまわりの人に認知症だと思われがちです。

お酒をよく飲むタイプの高齢者の場合、依存症の可能性を考える必要があります。

認知症が重なっている場合も

認知症の症状が出ていて、アルコール依存症が重なっているという場合もあります。

その場合、依存による脳機能の低下に認知症が重なるため、本人が飲酒量をコントロールするのは難しくなります。

しかし、家族や介護者などまわりの人が治療に協力し、お酒が簡単には手に入らない環境を整えるなどの対応をすれば、依存から回復します。依存症と認知症が重複していても対応は可能です。

依存症と認知症の重なり

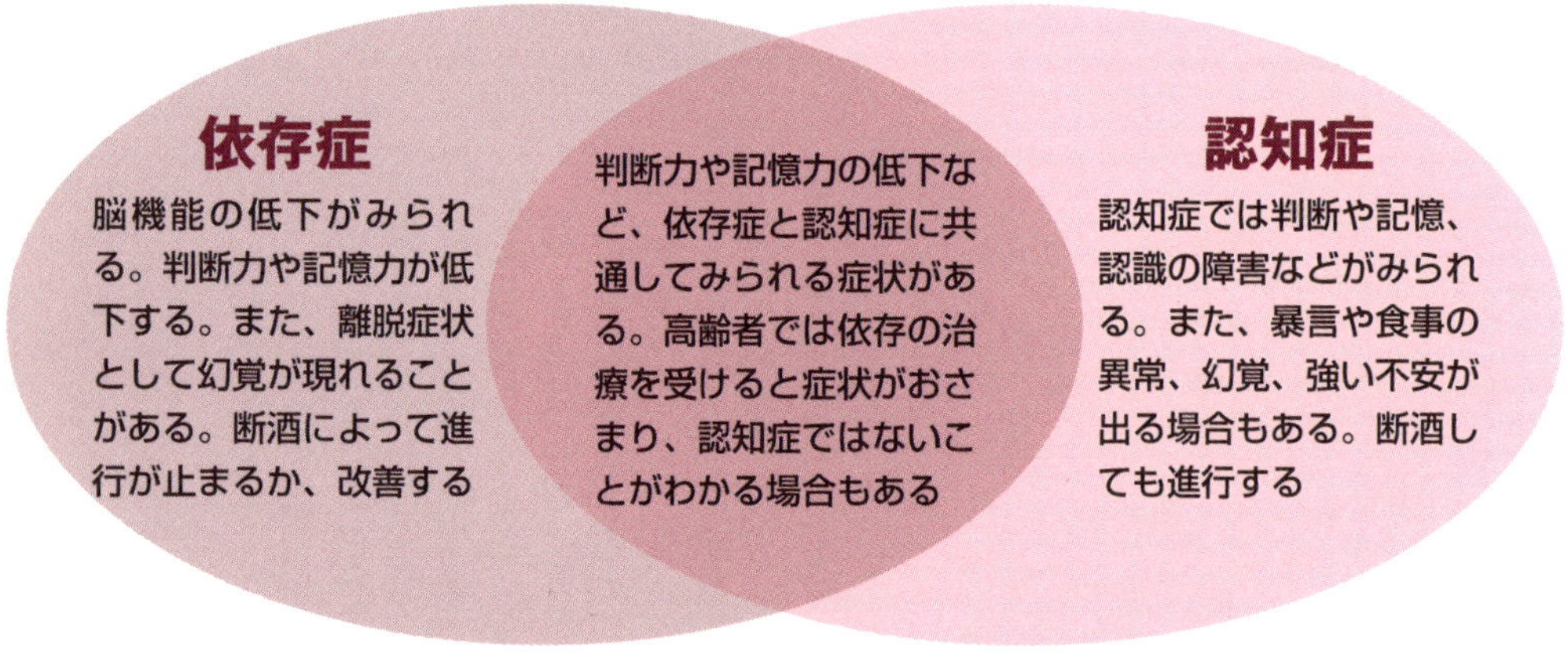
依存症
脳機能の低下がみられる。判断力や記憶力が低下する。また、離脱症状として幻覚が現れることがある。断酒によって進行が止まるか、改善する
判断力や記憶力の低下など、依存症と認知症に共通してみられる症状がある。高齢者では依存の治療を受けると症状がおさまり、認知症ではないことがわかる場合もある
認知症
認知症では判断や記憶、認識の障害などがみられる。また、暴言や食事の異常、幻覚、強い不安が出る場合もある。断酒しても進行する

3

家族だけで対処せず、病院などへ相談する

アルコール依存症は病気です。治療するためには、
専門家のたすけを得ることが欠かせません。
家族だけで、日々の生活のなかで対処していくことは
難しいので、病院などの専門家に相談してください。
相談し、専門的な治療につなげていくことが重要です。

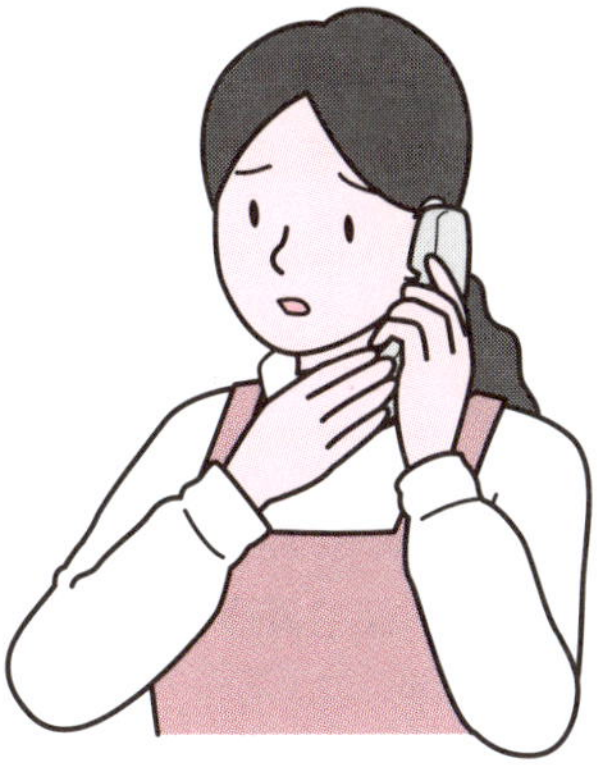

依存症だと感じたら①

気の持ちようでは治せない病気だと考える

アルコール依存症は、気の持ちようで治せる病気ではありません。意識を変えようとしても変えきれない病気です。依存症だと感じたら、医療機関を受診しましょう。

病気とは思えないかもしれないが、医療機関へ

アルコール依存症の人がお酒を飲みすぎて問題を起こしていても、本人や家族が「お酒の問題」「心がけの問題」などと考え、飲み方を調節することで、事態の解決をはかろうとする場合があります。

しかし、依存症の人には、飲み方の調節はできません。そういう病気なのです。そのまま「お酒の問題」として対応していると、多くの場合、事態は悪化します。

問題があっても、それがなかなか解決しなくても、まだ病気とは思えないかもしれません。しかし、お酒の飲み方が変えられないのは、病気です。医療機関に相談し、治療を受けはじめましょう。

気の持ちようでは治せない？

アルコール依存症は、お酒の飲み方を調節できなくなる病気です。家族などまわりの人は「お酒の飲み方くらい、本人が意識すれば変えられるのでは？」と考えがちですが、それができないから、病気なのです。本人に対処をゆだねていると、事態は悪化します。

Q 本人が反省していれば、徐々に変わっていくもの？

本人が「もう飲まない」などと反省の言葉を発していると、問題はいずれ改善するように感じるかもしれません。しかし依存症になっている場合、本人が心から反省していても、意志の力だけで飲み方を調節するのは困難です。

Q わざわざ病院に行かなくても、酒量を減らせばよくなるのでは？

酒量を減らして状態がよくなる例もありますが、それは依存が軽度の場合です。すでに依存症になっている人は酒量を減らそうとしても、なかなか減らせません。むしろ状態が悪化する場合があります。早めに医療機関にかかりましょう。

Q 家族や上司の説得で、禁酒させることはできない？

家族や上司などまわりの人が、本人の意識を変えようとして説得に力を入れている場合もありますが、これも依存が進んでいると、効果はあまり期待できません。すでに意識の問題ではなくなっているからです。

気持ちの問題ではなく病気

アルコール依存症は、本人の気持ちの問題ではなく、脳機能や体質などが変わってしまう病気だと考えてください。病気なので、治療が必要です。治療を受けず、暮らしのなかで対応していこうとしても、限界があります。

脳機能の変化

44ページで解説したように、アルコール依存症の人には脳の前頭前野などの機能低下がみられる。脳機能が変化し、判断力などが落ちている場合がある

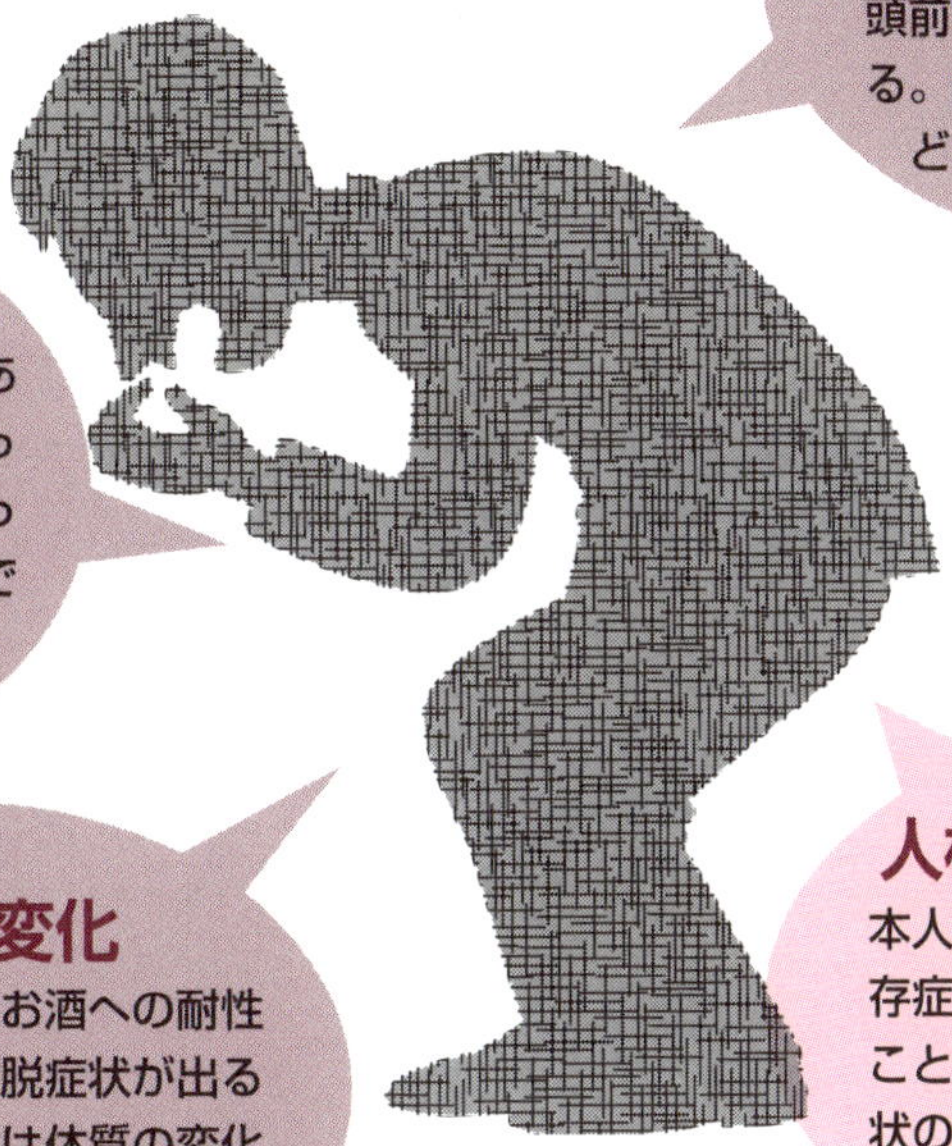

行動の変化

脳機能や体質の変化もあり、連続飲酒が習慣となって、行動パターンが変わってしまう。意志の力だけでそれを治すことは難しい

本人の人格は以前と変わらない。本人自身もお酒がやめられないことや、人に迷惑をかけてしまうことに苦しんでいる場合が多い

人格の問題ではない

本人の人格には問題はない。依存症を否認するために嘘をつくこともあるが、それは病気の症状のひとつで、治療を受ければ解消していく

体質の変化

飲みすぎによってお酒への耐性がつき、やがて離脱症状が出るようになる。これは体質の変化で、気の持ちようで解消できることではない

○ 病気として考え、治療をはじめる

依存症だと感じたら、本人と家族だけで、生活のなかで対処しようとしないで、医療機関に相談する。アルコール依存症を病気として考え、医療機関を受診して適切な治療を受ければ、状態は改善していく。

× 気持ちの問題として対応していく

依存症だと感じながらも、本人の気持ちの問題だと考え、日々の暮らしのなかで解決していこうとすると、多くの場合、事態は悪化する。本人が意識を変えようとしても飲み方が調節できず、より苦しくなっていってしまう。

家族だけで支えようとせず、第三者に相談する

アルコール依存症は、家族間の話し合いや支え合いだけで対処できる病気ではありません。家庭で抱えこまず、医療機関などの第三者に相談しましょう。

家族だけでは支えきれない

家族が依存症の人を支えていけば、お酒関連の問題は減ります。しかし、表面的な問題が減っても、本人の飲み方が変わらなければ、根本的な解決にはなりません。それどころか、家族の協力によって、病気が長引いてしまう場合もあります。

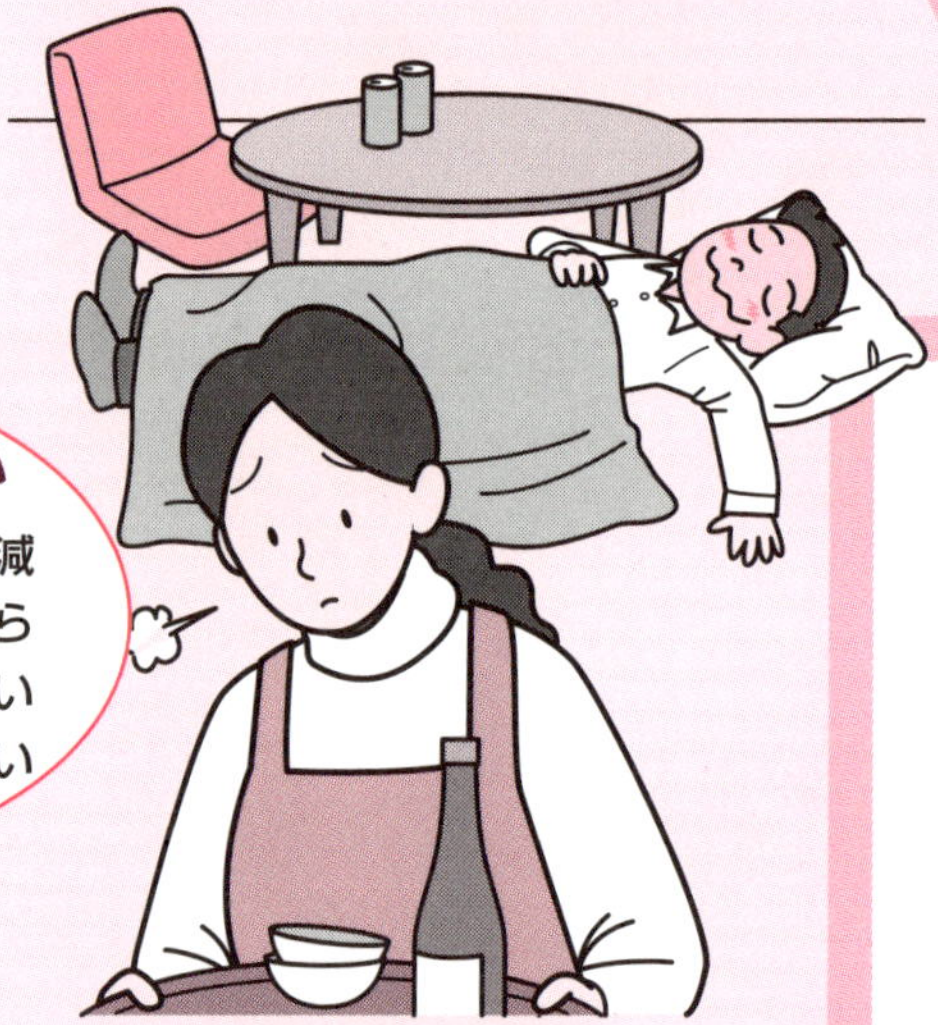

割れた食器を片付けるなどのサポートが本人の飲酒を助長している場合がある

家族が世話を焼くことで本人の問題が包み隠され、かえって飲酒可能な状況になってしまうことを「イネイブリング」という。イネイブルは「可能にする」という意味

家族が後始末をする

お酒関連の問題があるときに、家族が本人にかわって後始末をしたり、関係者に謝罪したりして、大きな問題にならないようにサポートをする

飲み方は変わらない

家族の支えによって問題は減るが、本人の飲み方は変わらない。お酒を飲みすぎるという根本的な問題は解決しない

またなにか問題が起こる

その後もお酒の飲みすぎは続くので、やがてまたなにか問題が起こる。家族はそのたびにサポートをしなければならず、疲弊していく

状態が悪化していく

飲みすぎて問題を起こしても家族のフォローが得られるため、本人の飲み方は変わらないどころか、悪くなっていく

恥ずかしくても第三者に相談する

家族は自分たちの力で依存症の人を立ち直らせたいと思うかもしれません。お酒の問題を人に話すことには、恥ずかしさや情けなさ、つらさを感じるという人もいるでしょう。しかし、それでもこの問題は第三者に相談すべきです。家族だけでは支えきれません。

問題を外に出す

お酒関連の問題を人に話すのは恥ずかしく、内輪で解決したいと感じるかもしれないが、この問題を家庭内で解決するのは難しい。家の外にたすけを求めたほうがよい

第三者に相談する

親族や友人などの関係者に生活の問題として相談するのではなく、医療機関や公的機関などの第三者に、治療の必要な病気として相談する

治療がスタートする

相談をすることで、問題の程度が明らかになり、必要な対応もみえてくる。各種機関から専門医療機関につながり、治療をスタートできる

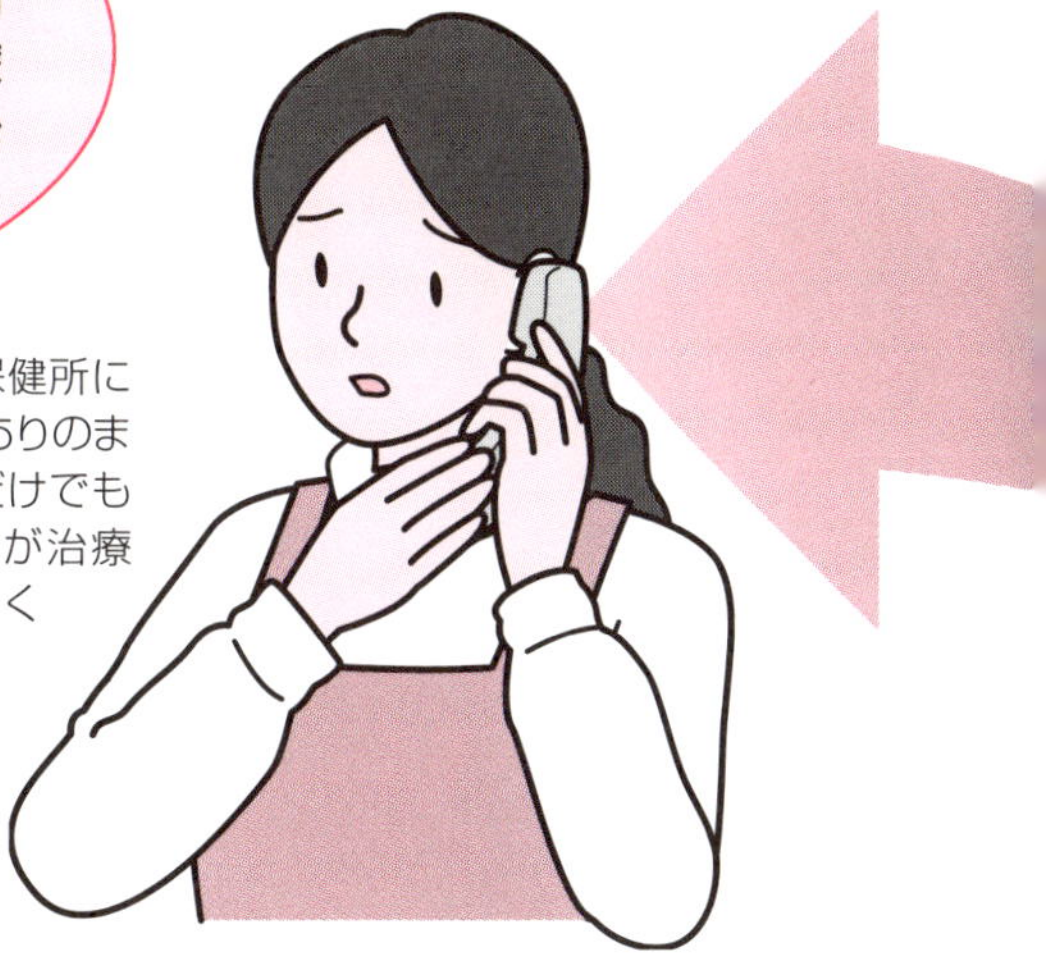

近くの病院や保健所に連絡し、状況をありのままに相談するだけでもよい。その一歩が治療につながっていく

世話を焼きたい気持ちをおさえて

ともに暮らしてきた人がお酒におぼれ、問題を抱えた場合に、家族としてその人を立ち直らせようとするのは、自然なことです。

しかし、そうして世話を焼くことが、本人のためにならない場合もあります。家族がフォローをすればするほど、本人が問題に向き合えなくなることがあるのです。

家族は、世話を焼きたい気持ちをおさえ、本人を専門的な治療につなげなければいけません。

誰かにたすけを求めたほうがよい

本人が適切な治療を受けられるように、家族はその道すじを整えましょう。そのための第一歩は、外部に相談することです。

まずは近隣の医療機関や公的機関などに連絡し、お酒関連の問題を相談してみてください。そこで状況を整理できれば、必要な対応がみえてきます。

ひと目でわかる

問題や症状から適切な相談窓口が探せる簡単チャート

お酒関連の問題があるものの、誰に相談すればよいかわからないという人は、このチャートを使って、いま気になっている問題・症状に合った相談窓口を探してみてください。

以下のチャートを読み、質問に答えていきましょう。問題・症状に合った相談窓口がわかります。

「飲みすぎて倒れる」「離脱症状がある」「飲むと暴力をふるう」など重大な問題はある？

- **ない** → 本人に、お酒関連の問題を解決しようという意欲はある？
  - **ある**
  - **ない**
- **ある** → 重大な問題・症状のなかで、いちばん気がかりなことは？
  - **本人の健康**
  - **家族の生活**

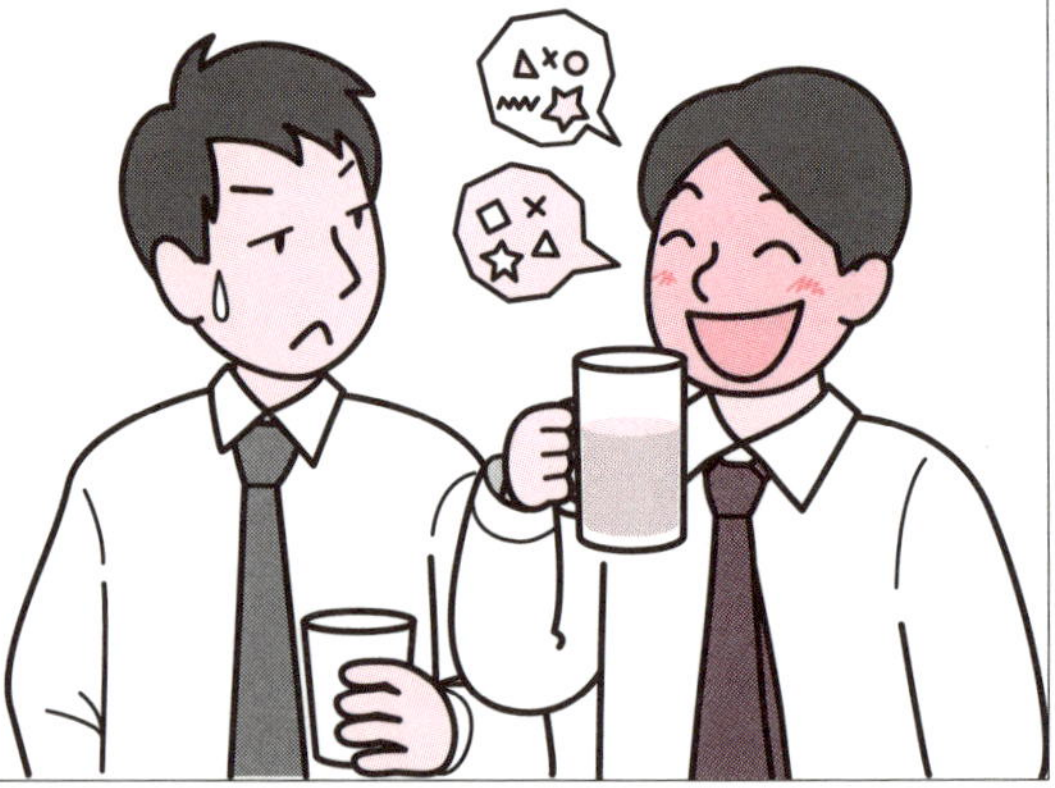

飲みすぎが気になるという状態か、それとも、本人・家族の命に関わる問題があるか

お酒関連の問題・症状について、すでに医療機関にかかっている？

受診中

専門医療機関・自助グループへ

より適切な治療やアフターケアのため専門医療機関や自助グループへ
（→60・66ページへ）

受診前

精神保健福祉センター・保健所へ

地域の精神保健福祉センターや保健所に受診の方法を問い合わせる
（→62ページへ）

家族として、いちばん気がかりなことは？

本人の健康

家族の生活

役所・家族教室へ

生活面の相談をしたい場合や依存症の概要をつかみたい場合には、まずは家族が役所や家族教室へ
（→64・72ページへ）

医療機関・専門医療機関などへ

飲酒による失神や離脱症状などの重大な問題がある場合は、すぐに医療機関や精神保健福祉センターなどへ
（→58・60・62ページへ）

警察・法律事務所などへ

暴力や借金などによる家族の被害が深刻な場合には、治療の前に警察や法律事務所、精神保健福祉センターなどへ
（→62・65ページへ）

POINT

各種機関は連携している

　このチャートでは問題・症状の程度に応じた相談先を紹介していますが、各種機関は連携しているので、状況に応じてほかの機関も紹介してもらえます。たとえば精神保健福祉センターや保健所では、治療の必要性が高い人には医療機関を紹介しています。

相談窓口①

依存症という確信がもてなくても医療機関へ

依存症と感じたときの第一の相談窓口は医療機関です。病気だという確信がもてなくてもかまいません。お酒の飲み方、体調面の心配を相談してみてください。

確信がなくても受診してかまわない

これまでは「酒ぐせが悪い」という程度の認識だったことを、病気だと考え、精神科などの医療機関に相談するというのは、なかなか難しいことでしょう。

すぐにそこまで考えを切り替えることができなくても、また、病気という確信がない状態でもかまわないので、ひとまず医療機関に相談してみてください。

依存症として相談することに抵抗がある場合には、体調が心配だという相談でもかまいません。その形なら、本人も家族も受診しやすくなります。形はどうあれ、医療機関に相談することで、次にするべきことがみえてきます。

受診をなかなか決断できない

お酒関連の問題を病気だと判断し、医療機関を受診するのは、本人や家族にとって簡単なことではないでしょう。問題を認識しながらも受診を決断できず、ためらっているという人がよくいます。

病気だと確信できない

飲みすぎて問題を起こしているのはわかっているが、それを病気だと確信できない。ただ酒ぐせが悪いだけのように思える

おおごとにしたくない

お酒関連の問題をおおごとにしたくない。あまり騒ぎ立てず、食生活やお酒の飲み方を見直すことで改善していきたい

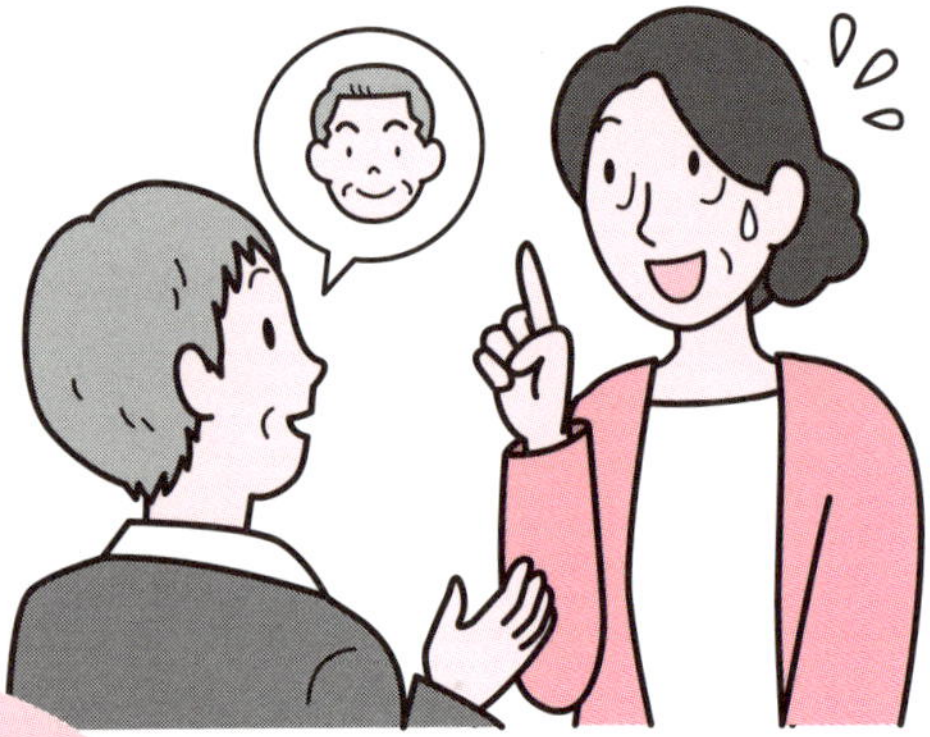

「依存症となると世間体が悪い」と考え、家族がお酒関連の問題を隠そうとしている場合もある

かかりつけ医がいる場合には、まずそこでお酒の飲み方や現在の体調を相談し、専門的な診察や治療が必要かどうか、判断してもらうのもよい

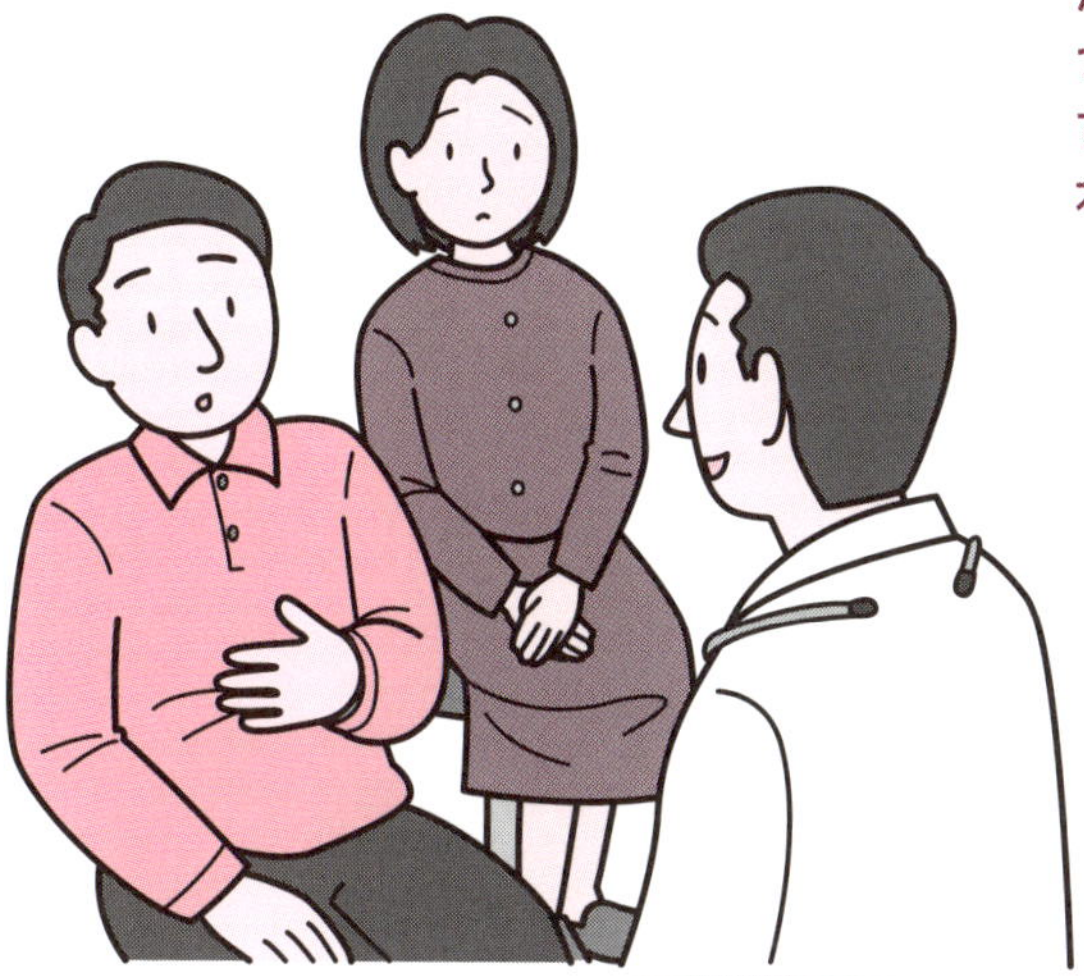

行きやすいところに相談する

依存症だという確信がもてなくても、お酒関連の問題が気になる場合には医療機関に相談しましょう。かかりつけ医など、相談しやすいところでかまいません。飲みすぎることや肝臓など体の健康の相談という形であれば、本人も家族も受診しやすくなります。

医療機関

病院やクリニックなどの医療機関。病気の診断や治療を受けられる。お酒関連の問題を相談する場合には内科か精神科へ。行きやすいところでかまわない。まずは受診し、現状を相談することが重要。そこから必要に応じて、より専門的な治療へとつながっていく。

相談できること

- アルコール依存症かどうか
- お酒の体への影響、現在の体の状態
- これから必要な治療・対応

一般の内科

お酒関連の問題を相談することができる。ただし、体の病気の診察・治療が中心になる。依存症の疑いが強い場合には、他機関を紹介される

一般の精神科

アルコール依存症は精神疾患の一種。精神科で診察・治療を受けられる。ただし対応は医療機関によって異なる。依存症を専門としていない精神科もあるので、事前に問い合わせを

依存症専門の内科・精神科

依存症の診察・治療を受けられる。自分で探して受診することもできるが、一般の内科や精神科で紹介してもらうこともできる

各医療機関は必要に応じて他機関と連携する。たとえば一般の内科では、依存症の可能性がある患者さんには精神科や専門医療機関を紹介している。どの診療科を受診しても適切な治療につながることができるので、安心して相談・受診を

自分で専門医療機関を探すこともできる

最初からアルコール依存症の専門医療機関にかかりたい場合には、地域の公的機関（62ページ参照）に問い合わせてみましょう。また、インターネットで専門医療機関を探すこともできます。久里浜医療センターがホームページ上で、全国の専門医療機関の情報を公開しています。

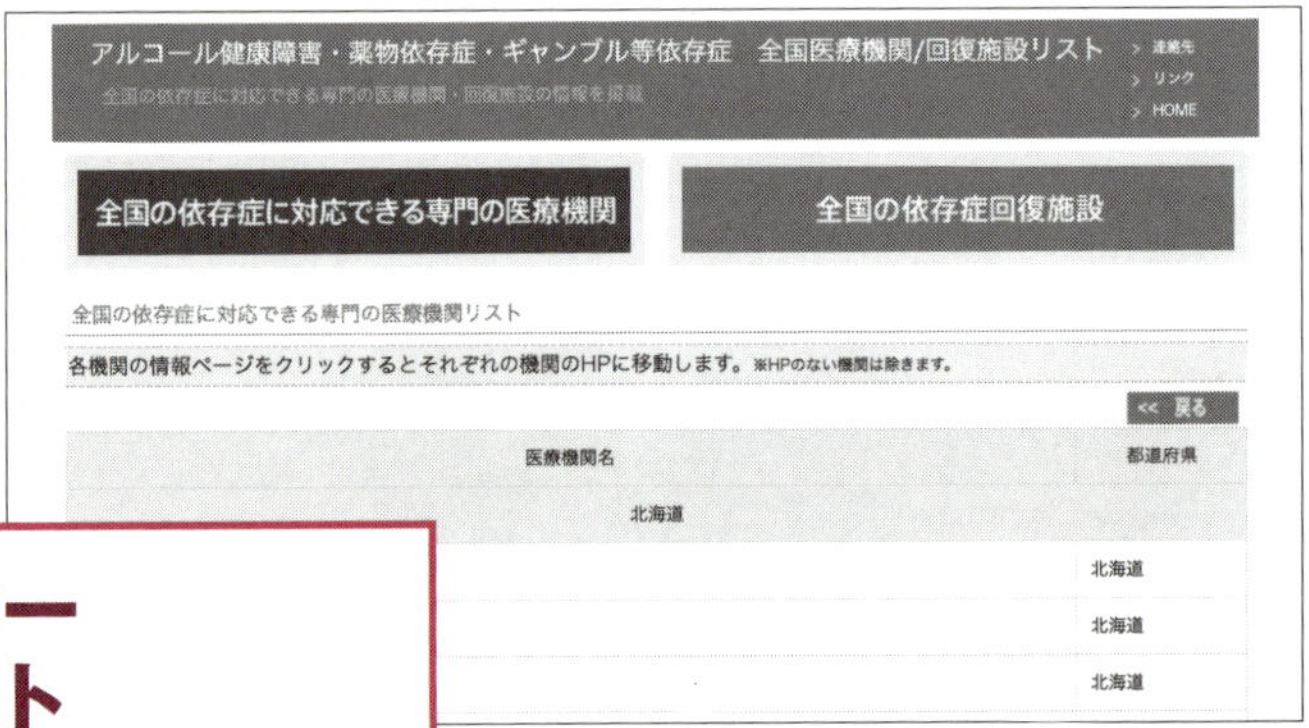

久里浜医療センターが公開しているリスト。北海道から沖縄県まで、全国の医療機関が掲載されている

久里浜医療センター全国医療機関リスト

久里浜医療センターが、依存症に対応できる全国の医療機関をリストにまとめ、ウェブサイトで公開している。200以上の医療機関が掲載されていて、近隣の専門医療機関を簡単に調べることができる。

http://list.kurihama-med.jp/

専門医療機関の探し方

リストをみて近隣の医療機関の名称をクリックすると詳細が表示される。その情報を参考に受診を検討できる

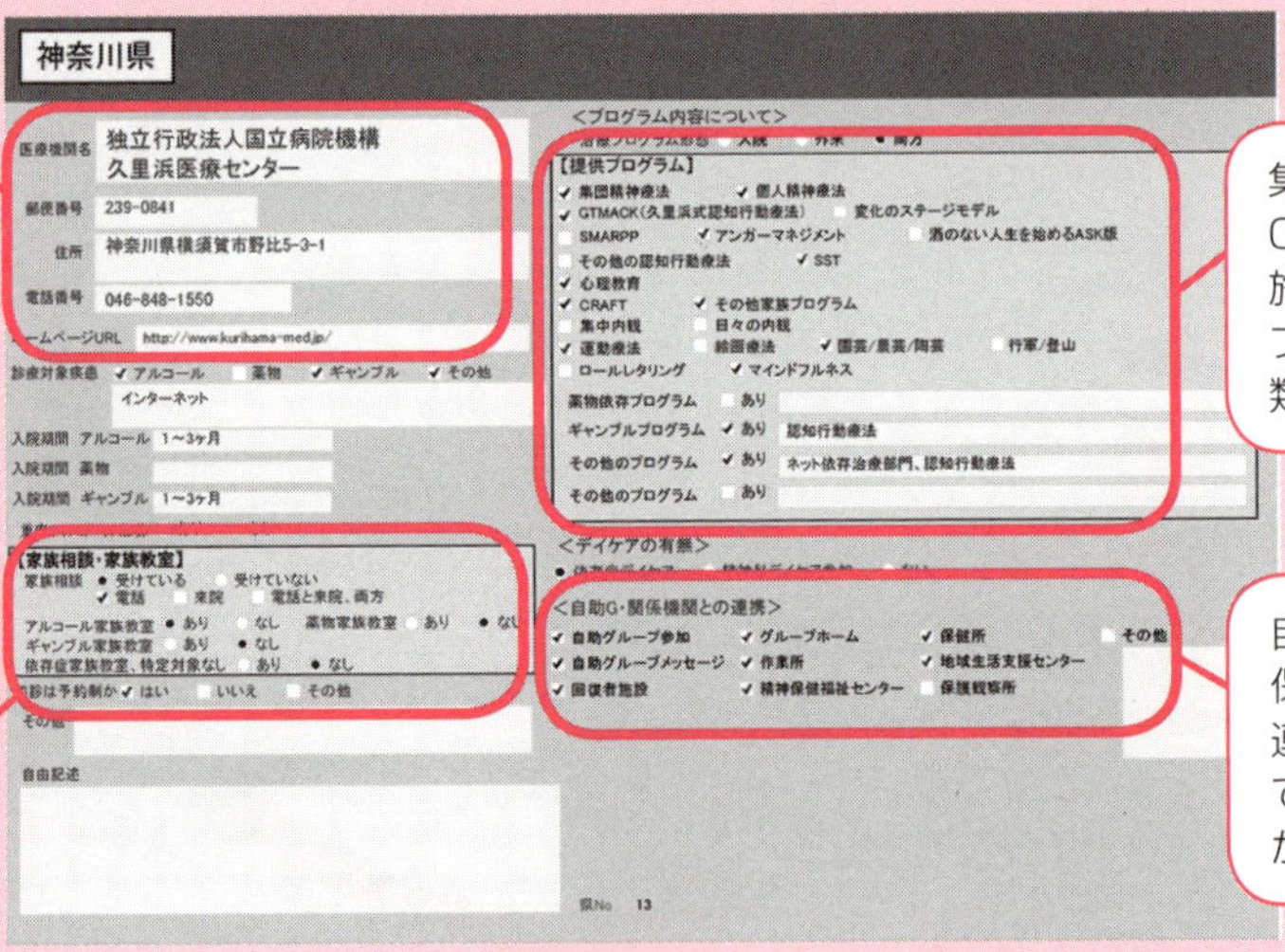

医療機関の名称や所在地、電話番号、ホームページURLなどの情報がわかる

集団精神療法やCRAFTなど、実施している治療プログラムの種類がわかる

家族相談の受け付け、家族教室の開催状況など、家族向けの対応がわかる

自助グループや保健所など、関連機関と連携しているかどうかがわかる

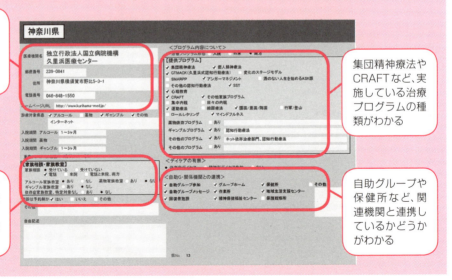

医療機関での相談の流れ

医療機関にお酒関連の問題を相談するときには、事前に電話などで問い合わせをしましょう。医療機関によっては、予約制のところもあります。詳細を聞き、予約をとってから受診すれば、スムーズに相談できます。

事前に問い合わせ

受診する前に、まず電話などで問い合わせる。自分たちの状況を説明し、対応してもらえるかどうかを確認。受診予約が必要な場合には、予約をとる

医療機関を受診する

問い合わせをしたうえで医療機関に行き、診察を受ける。日頃のお酒の飲み方や、現在の体調、お酒関連の問題の有無などを伝える

各種の検査を受ける

診察と並行して、血液検査や尿検査など各種の検査が実施される。診察の前に検査をおこなう医療機関もある

医師やスタッフに相談する

診察・検査を受けながら、医師やスタッフに生活や仕事、治療などのことを相談。診察後に心理士やソーシャルワーカーなどに相談できる場合もある

診察時に聞かれることの例

- はじめて飲酒した年齢、飲酒が習慣になった年齢
- 最近1年間のお酒の飲み方（量や頻度など）
- 以前と比べて飲み方や酔い方は変わっているか
- お酒関連の問題の有無、ある場合にはその具体例
- 手の震えや発汗などの体の症状の有無

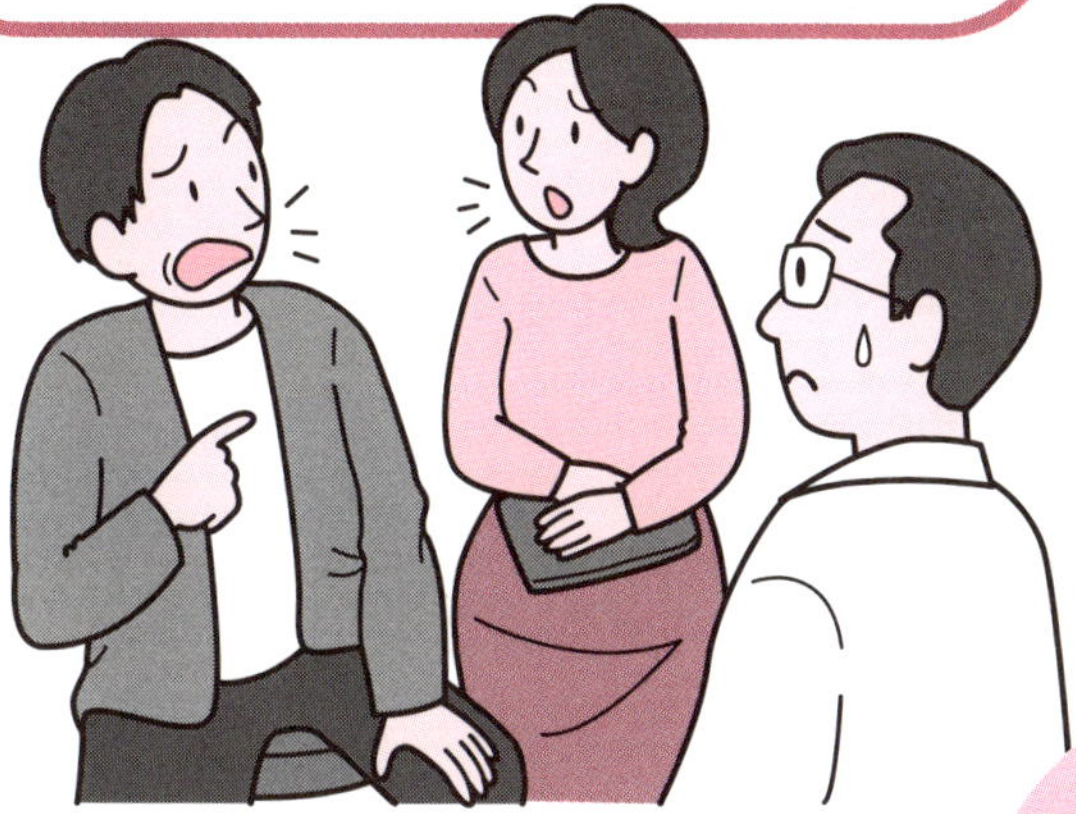

日頃の飲み方について、本人と家族では話が食い違う場合もあるが、医師や心理士などがその話を聞き、状況を整理してくれる

家族も同行するとよい

アルコール依存症の診察では、本人が飲みすぎを否認し、飲酒量などを過少申告する場合があります。医師は家族の話も聞き、事実関係を確認します。家族は医療機関に同行し、必要に応じて日頃の状況を説明しましょう。

家族が診察に同席する場合と、本人・家族が個々に話を聞かれる場合があります。医師は本人と家族の話をどちらも参考にして、治療法を検討していきます。

相談窓口②

地域の精神保健福祉センターや保健所にも相談できる

医療機関に相談できない場合には、精神保健福祉センターや保健所など、地域の公的機関に相談してみましょう。対策を検討できます。

なかなか受診できないときに

依存症の可能性を感じていても、相談できそうな医療機関がみつからなかったり、本人が医療機関を嫌がったりして、なかなか受診できない場合には、家族が地域の公的機関に相談してみましょう。

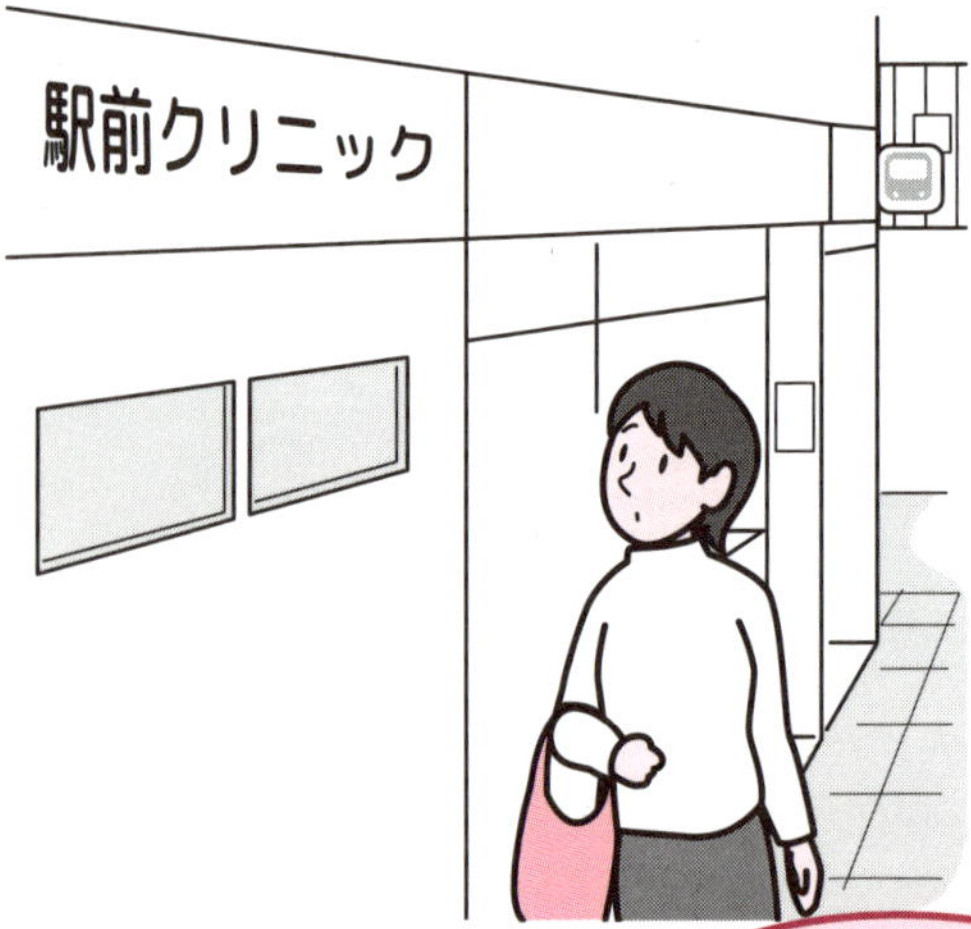

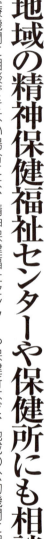

近所に医療機関はあるが、相談·受診しにくいという場合には、ひとまず公的機関へ

近所の病院やクリニックで対応してもらえるかどうか、わからない

かかりつけの内科に相談したが、しばらく様子をみるという話になった

本人が受診を嫌がっている。家族だけで相談してもよいのだろうか

まず相談だけという人は公的機関に問い合わせを

医療機関の受診が難しく、まずは相談したいという場合には、公的機関の無料相談を利用しましょう。精神保健福祉センターと保健所が国の規定で、飲酒問題の相談を無料で受け付けています。

本人が相談しても、家族が相談してもかまいません。状況を伝えると、治療の必要性や適切な受診先などを助言してもらえます。

家族教室や家族会などを紹介してもらえることもあります。そのような機会を利用して、まずは家族だけで依存症の知識や対応法を学ぶのもよいでしょう。家族教室では、本人に受診をすすめるコツなどを聞くこともできます。

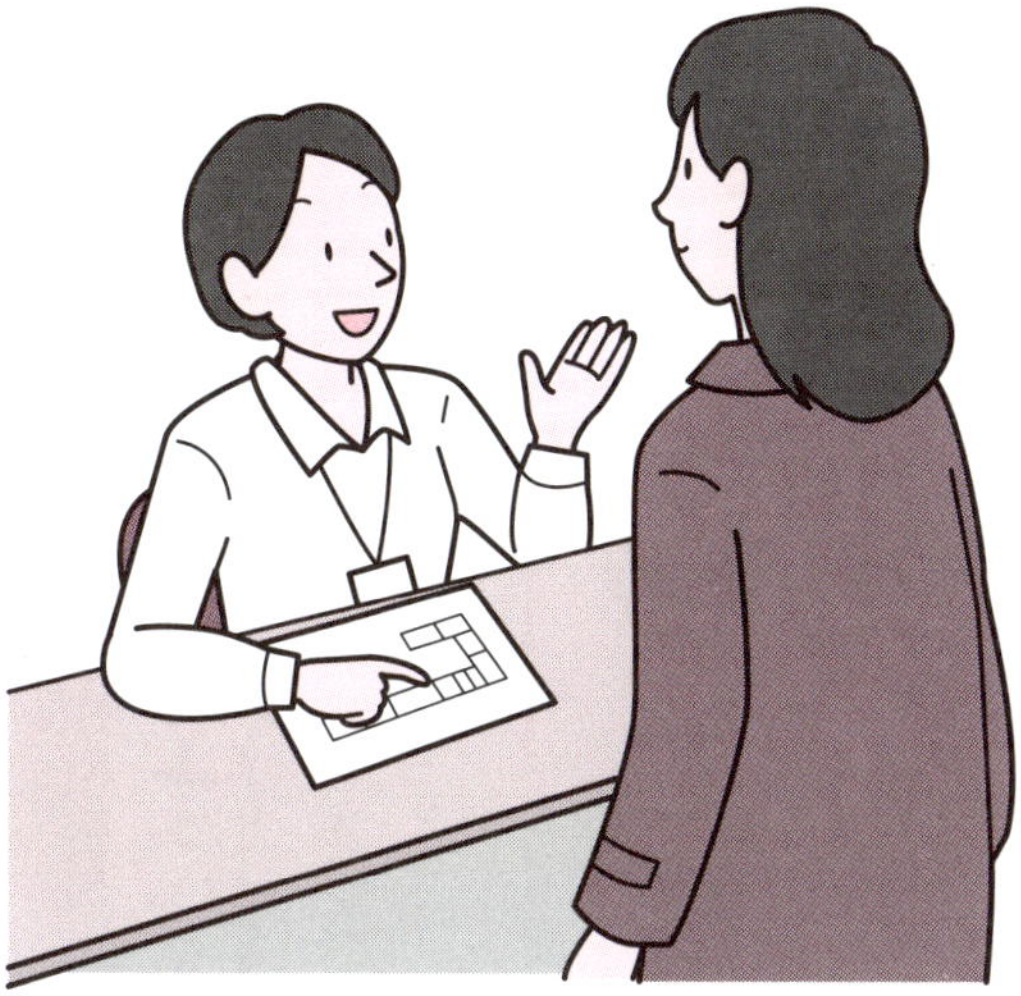

家族だけでセンターや保健所に行き、お酒関連の問題を相談することもできる。ただし相談が予約制のところもあるので、事前に問い合わせを

地域の公的機関へ

地域の精神保健福祉センターや保健所が、病気に悩む本人や家族の相談を受け付けています。どちらも公的機関で、無料で相談できます。連絡先がわからない場合には、役所の福祉課に問い合わせて、近隣のセンターや保健所を教えてもらいましょう。

精神保健福祉センター

心の健康維持をサポートしている機関。都道府県や政令指定都市に設置されている。「こころの健康センター」などの名称になっている地域もある。アルコール依存症などの精神疾患の相談を受け付けている。医療機関の情報を紹介したり、家族教室などで病気の基礎知識を伝えたりしている。治療プログラムや家族会を実施している機関もある。

相談できること

- アルコール依存症に対応している医療機関の情報
- アルコール依存症の人の家族ができること
- 依存症の家族会や家族教室などに家族が参加する方法

保健所

健康全般をサポートしている機関。人口約10万人あたり1ヵ所設置されている。心身両面の相談ができる。お酒関連の問題や病気、アルコール依存症の相談を受け付けている。医療機関の情報や、家族教室など家族向けの情報などを提供している。ただし、精神疾患の専門機関ではないので、精神保健福祉センターよりも専門性は低い。

相談できること

- お酒関連の問題、肝臓病など体の病気のこと
- アルコール依存症に対応している医療機関の情報
- 家族教室への参加など、家族ができること

センターや保健所に問題や症状を相談すると、受診先の候補として、近隣の医療機関の情報を紹介してもらえることがある。受診・治療につながっていく。

依存症の専門相談員に相談する方法

厚生労働省がアルコールなどの依存症に対して「依存症対策総合支援事業」を展開しています。

依存症専門の相談員を育成するための研修が実施されていて、都道府県や政令指定都市では、専門の相談窓口の設置が進められています。地域によっては、精神保健福祉センターに専門の相談員が配置されている場合もあります。

専門相談員に話を聞きたい場合には、近隣のセンターに問い合わせてみましょう。

相談窓口③

目的によっては役所や警察、法律事務所へ

依存症の影響で生活や仕事が不安定になり、困っているという場合には、役所などに相談して、社会制度の利用を検討しましょう。

生活面の相談は役所へ

病気とその治療による経済的な負担が大きく、生活が苦しいという場合には、役所などの福祉関連の窓口に相談しましょう。各種の社会制度の利用について、聞くことができます。

福祉関連の窓口

生活面の相談は、市区町村の役所が福祉関連の窓口で受け付けている。地域によっては福祉事務所が窓口になっているところもある。精神保健福祉センターや保健所にも、医療費などの相談ができる。

相談できること

- 生活費や医療費の支援制度
- 診断が確定した場合の各種支援制度
- 子育てや介護などの生活支援

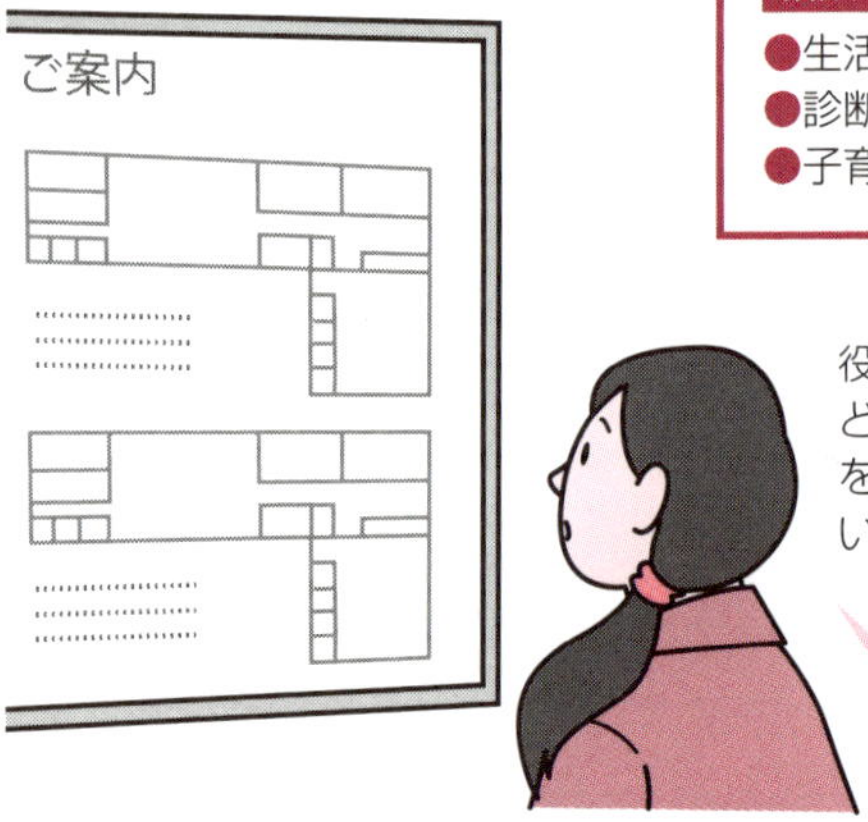

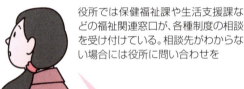

役所では保健福祉課や生活支援課などの福祉関連窓口が、各種制度の相談を受け付けている。相談先がわからない場合には役所に問い合わせを

役所で相談できる主な制度

医療費関連
- 自立支援医療制度
- 高額療養費制度

生活費関連
- 精神障害者保健福祉手帳
- 障害年金
- 生活保護

子育て関連
- 障害者自立支援法の規定による家事援助など

介護関連
- 介護保険（認知症を合併している場合など）

病気による二次的な問題を相談する

アルコール依存症の人には、病気の治療だけでなく、飲酒によって起こる二次的な問題への対応も必要となります。

二次的な問題とは、失職や休職など仕事の問題、生活費や医療費の負担による経済的な困窮、飲酒時の事件・事故など、病気にともなう生活面の問題です。

そうした問題を医療機関に相談することもできますが、医療機関での対応には限界があります。

必要に応じて役所などにも相談し、病気の治療と並行して、生活面の問題にも対応していきましょう。制度の利用によって、生活面の負担を軽減できます。

自殺予防が重要に

依存症の人は自暴自棄になり、自殺願望をもってしまうことがあります。ある報告では、依存症の人の五割以上に自殺念慮がみられたという結果も出ています。

本人がお酒関連の問題によって仕事をこなせなくなり、生活が苦しくなってくると、投げやりな判断をしてしまう危険性が高まります。とくに飲酒時には判断力も低下し、危険です。

そのような事態を予防するためにも、生活面の問題を関連機関に相談しましょう。

暴力などの問題は警察へ

お酒関連で事件・事故などが起きたときには必要に応じて、警察や法律事務所にも相談しましょう。DVがある場合など、緊急対応が必要な状況では、治療よりも問題解決を優先することもあります。

警察

アルコール依存症の人には、飲酒運転や家庭内暴力、第三者への暴力・暴言といった問題がみられることがある。家族がその対応のため、警察と相談する必要が出る場合がある。

相談できること

- 家庭内暴力への対応
- 事件・事故への対応

法律事務所

お酒関連で事件・事故が起きた場合や、借金が多額になってしまった場合などには、法律事務所など法律関連の窓口への相談が必要になることもある。

相談できること

- 事件・事故への対応
- 借金の返済、債務整理

事件・事故などへの緊急対応がすんだら、医療機関にも相談。依存症の治療をスタートし、事件などの再発を防ぐ

医療機関にも事件・事故や借金などの問題を相談。状態に応じて、カウンセリングなどの治療を受ける。

相談窓口④

自助グループや家族会への相談も治療の一歩に

アルコール依存症の人が集まる自助グループや、依存症の人の家族が集まる家族会も、相談先として頼りになります。当事者だからこそ言えることや聞けることがあります。

当事者の声を聞きたいときに

医療機関や公的機関で治療のための情報を集めれば、するべきことはみえてきます。しかし、その通りに実践することは簡単ではありません。そんなときには当事者どうしの集まりに参加し、同じ立場の人と話をすると、孤独感や不安がやわらぎます。

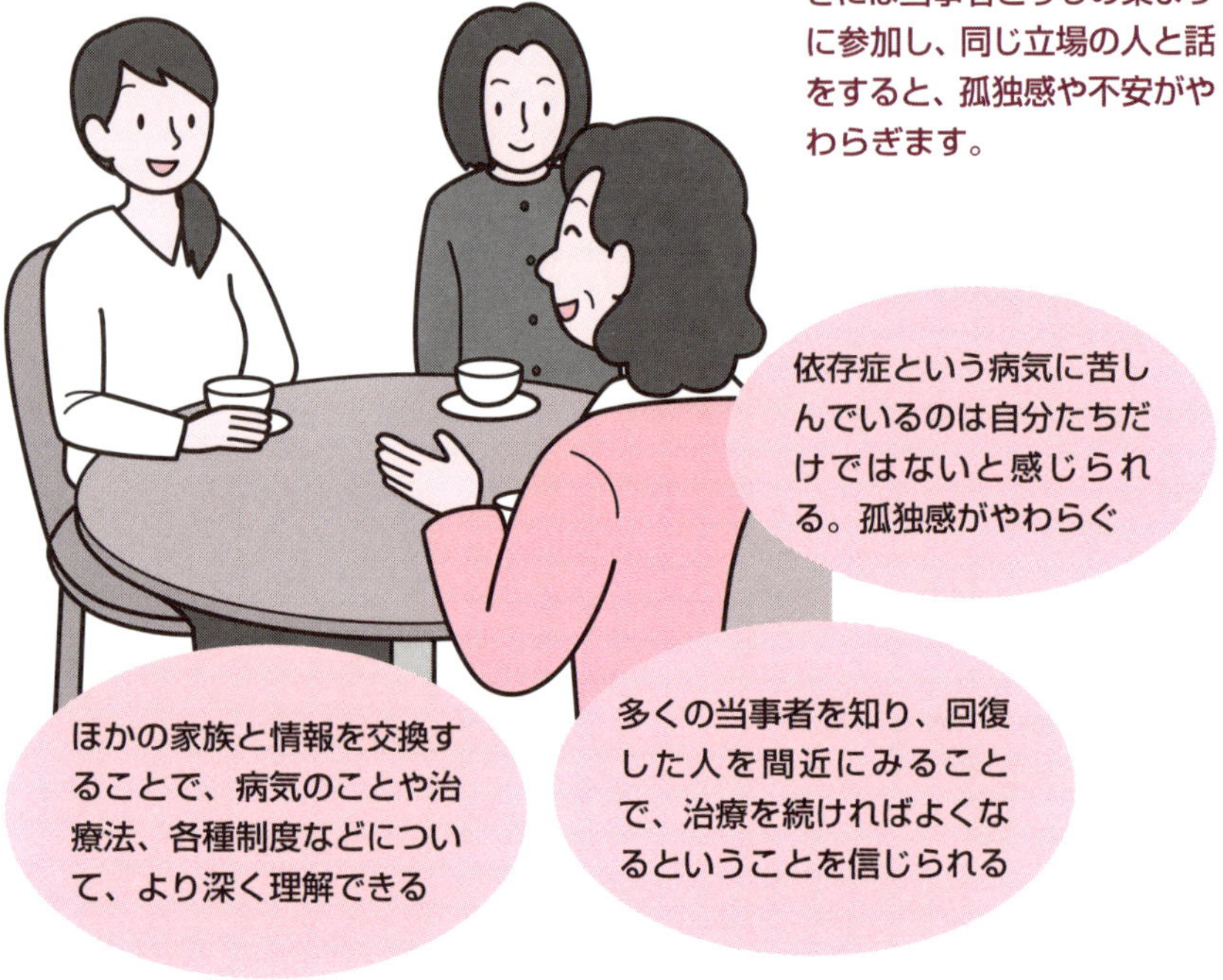
依存症という病気に苦しんでいるのは自分たちだけではないと感じられる。孤独感がやわらぐ
多くの当事者を知り、回復した人を間近にみることで、治療を続ければよくなるということを信じられる
ほかの家族と情報を交換することで、病気のことや治療法、各種制度などについて、より深く理解できる

自助グループや家族会の会合に参加すると、病気や治療について、当事者どうしで語り合うことができる

治療を支える柱のひとつになる

アルコール依存症の治療は、長く続きます。その長い道のりを歩んでいくためには、支えが多ければ多いほど、安心です。

家族や医療機関、公的機関も頼りになりますが、ときにはそれ以上に強い支えとなるのが、同じ病気に悩む仲間の存在です。

自助グループや家族会へ定期的に通うと、仲間と出会い、交流することができます。

とくに目的や話したいことがなくても、参加してかまいません。ほかの参加者の話を聞いているだけでも、参考になったり、安心感が得られたりして、回復につながるものです。

公益社団法人 全日本断酒連盟

全国500以上の「断酒会」をとりまとめている全国組織。各地の会では週に1回程度、例会を開き、当事者どうしで病気や治療などの体験を語り合っている。定期的に参加することで依存症への理解が深まり、仲間との一体感もできて、治療が継続しやすくなる。

電話：03-3863-1600
ホームページ：http://www.dansyu-renmei.or.jp/

AA

Alcoholics Anonymous（無名のアルコール依存症者たち）の略。世界の約180ヵ国で活動している国際的なグループ。日本には各地に600以上のグループがある。経験を語り合うミーティングを定期的に開催している。その案内をするサービスオフィスが各地にある。

電話：03-3590-5377
ホームページ：http://aajapan.org/

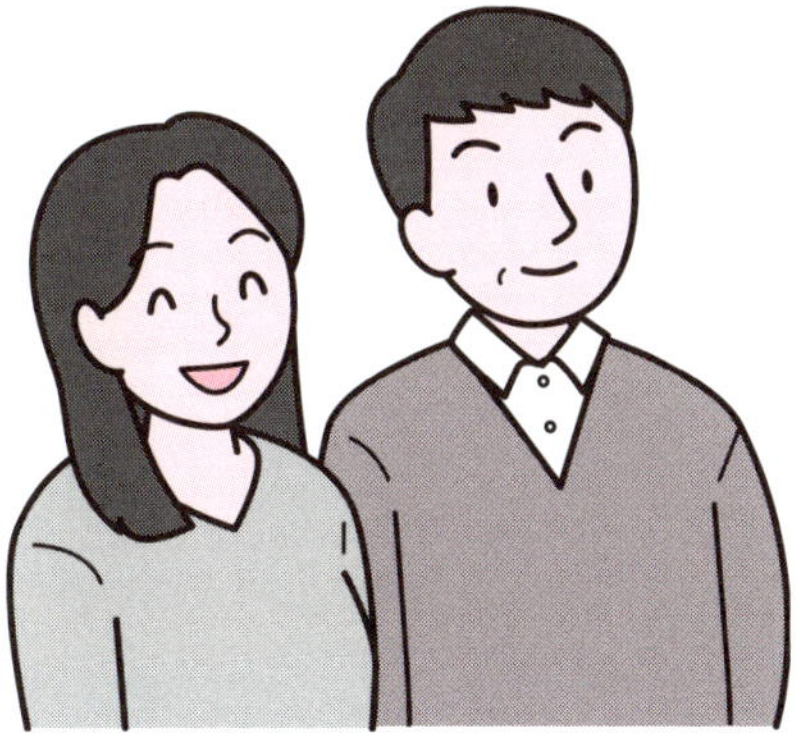

同じ病気に悩む仲間と出会い、支え合うことができる

参加するグループの探し方

アルコール依存症には、自助グループや家族会の全国組織があります。会合に参加したい場合には、全国組織に問い合わせてみましょう。また、多くのグループは医療機関や公的機関と連携しているため、各種機関で紹介を受けることもできます。

各種機関で紹介を受ける

医療機関や公的機関が、利用者に自助グループや家族会を紹介している場合がある。参加希望の場合は、受診先・相談先に問い合わせを

全国組織に問い合わせをする

各地の自助グループや家族会をとりまとめている全国組織がある。自分で近隣の支部を調べ、問い合わせをすれば、参加の方法がわかる

相談できること

- 日々の生活のこと
- アルコール依存症という病気について
- 受診や治療に対する気持ち
- 各種制度の利用について
- 家族や友人ができること

（※自助グループや家族会では交流することが目的となる。相談しても答えを得られない場合もある。情報や経験を共有し、支え合うことを大切にしている）

家族ができること

本人がしらふのときに通院の相談をする

本人に治療意欲がなく、医療機関の受診につながらない場合には、本人がしらふで落ち着いているときに、まず体が心配だという話をしてみましょう。

通院を強制せず、ただ心配を伝える

　本人が病気を認識せず、医療機関の受診を嫌がっていると、家族としては、早くよくなってほしいと思ってあせり、どうにか説得したいと考えるかもしれません。

　しかし、本人にまだ治療意欲がない場合、受診をすすめても、なかなかうまくいかないものです。その段階では通院を強くすすめず、まずは家族として体を心配していることを伝えてください。

　体の具合を相談するなかで、本人の通院への抵抗がやわらいでくることがあります。そうして受診の約束ができたら、その場で医療機関に連絡し、本人の気持ちが変わる前に予約をとりましょう。

よくある誤解

問題の解決をあせってしまう

　お酒関連の問題を減らそうとあせるあまり、本人がお酒を飲んで問題を起こしたときに、家族がすぐ注意・助言をしているケースがよくあります。しかし、そうした働きかけは多くの場合、本人にストレスを与え、かえって回復を遅らせてしまいます。

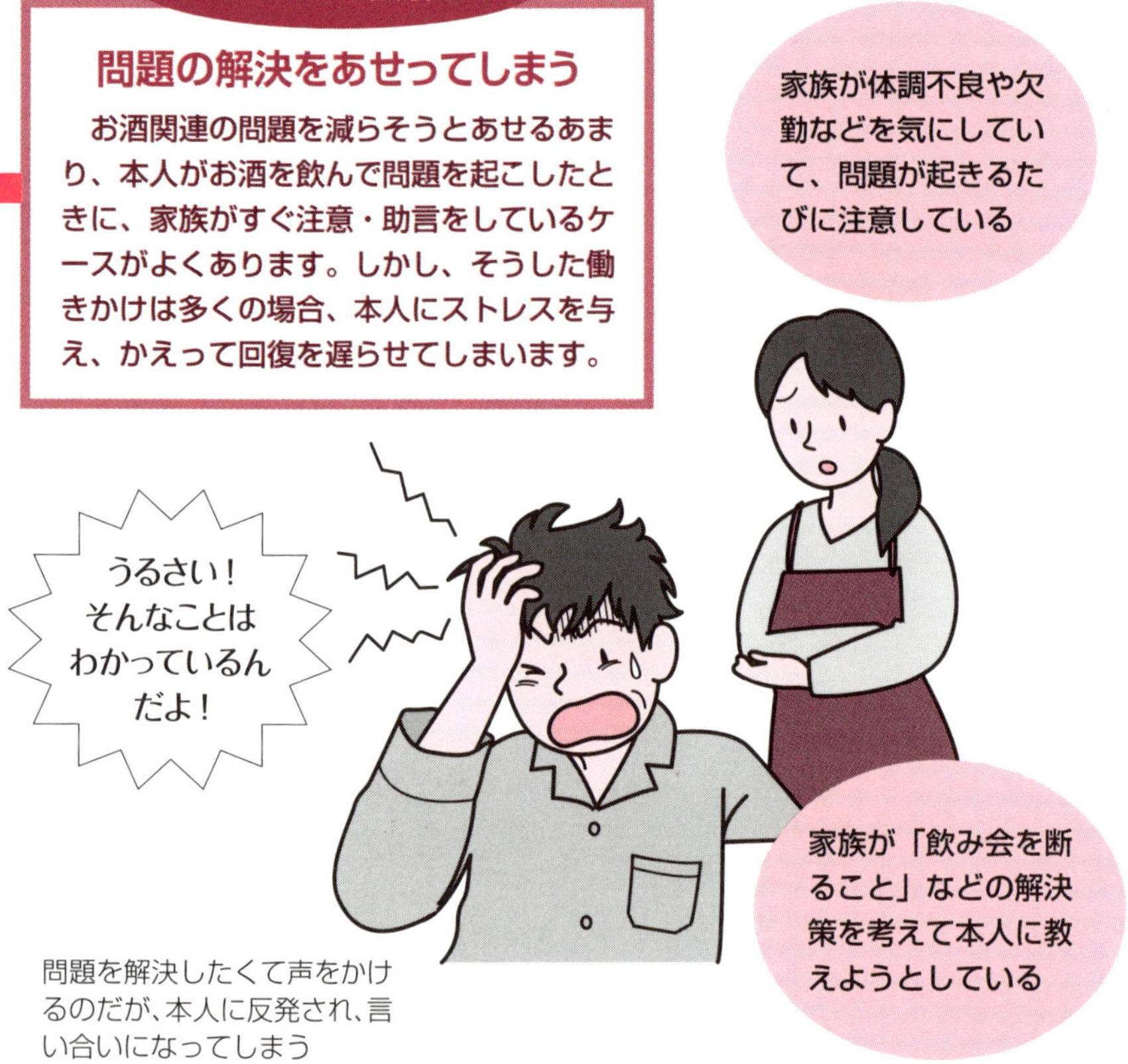

家族が体調不良や欠勤などを気にしていて、問題が起きるたびに注意している
家族が「飲み会を断ること」などの解決策を考えて本人に教えようとしている
うるさい！そんなことはわかっているんだよ！

問題を解決したくて声をかけるのだが、本人に反発され、言い合いになってしまう

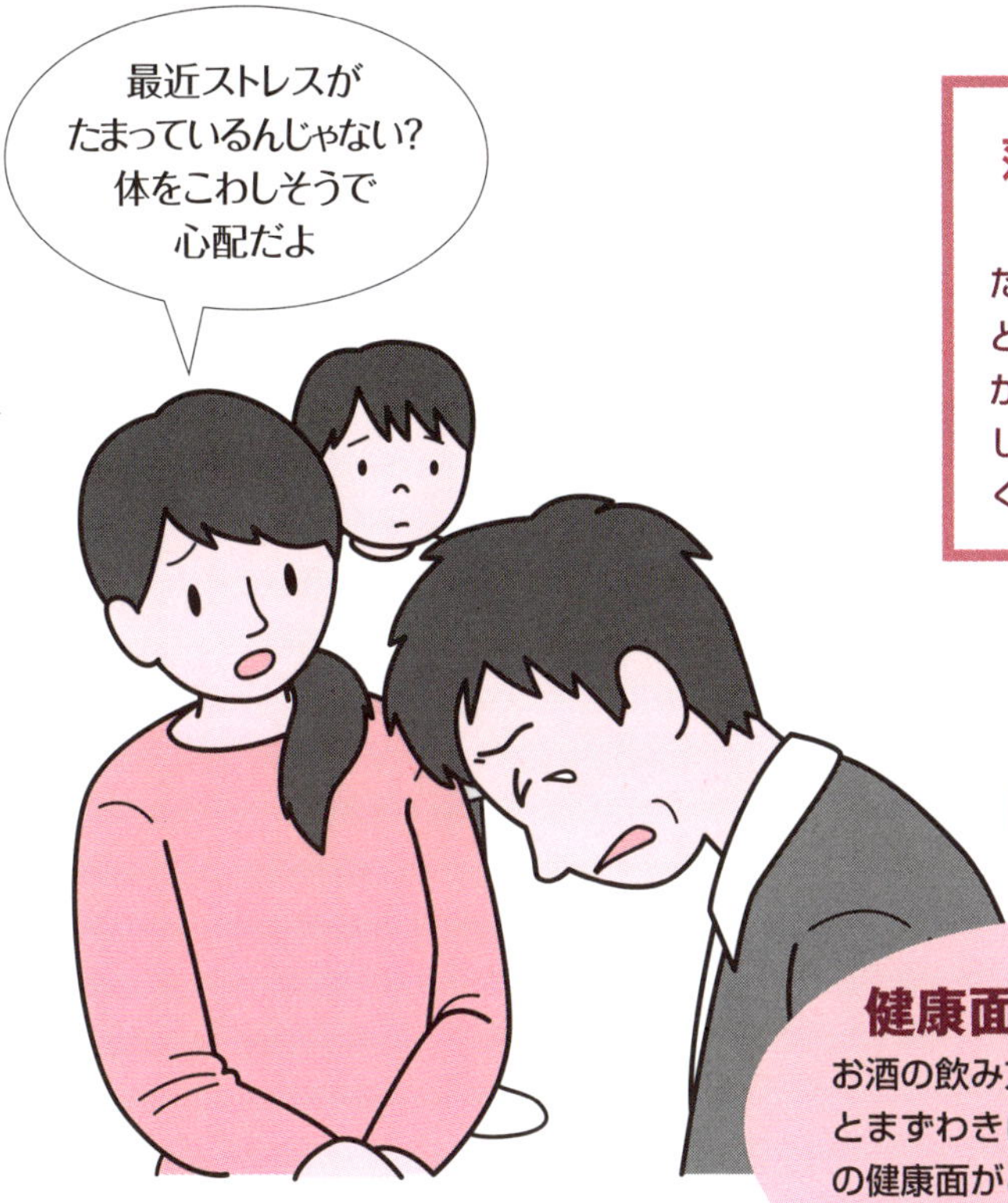
最近ストレスが
たまっているんじゃない？
体をこわしそうで
心配だよ

体が心配だという話からはじめて、そのために一度いっしょに病院へ、という相談をするとよい

考え方を切り替える

落ち着いているときに相談する

本人がお酒を飲んだときや問題を起こしたときではなく、しらふで落ち着いているときに話をしましょう。また、注意や助言からはじめるのではなく、まずは体を心配しているということから伝えるようにしてください。

本人がしらふのときに

お酒を飲んでいないときに相談する。連続飲酒の症状がある場合には、朝や昼など比較的落ち着いている時間帯を選ぶ

健康面の心配として

お酒の飲み方や飲酒量のことはひとまずわきに置いて、まずは本人の健康面がこのままでは心配だということを伝える

家族を支えるプログラム「CRAFT《クラフト》」とは

依存症の人の家族を支える治療プログラムがあります。「CRAFT」という方法で、依存症の専門医療機関で実施されています。

CRAFTでは、医療スタッフが家族に、本人との相談の仕方や受診のすすめ方などを伝え、その練習や習得をサポートします。

従来の家族支援では本人の受診につながるケースが全体の一〜三割程度だったものが、CRAFTの利用によって六割以上に向上したという報告もあります。

本人との相談の仕方がわからないという場合には、CRAFTを受けることを検討しましょう。

本人との話し方の例

- 一般論ではなく「私が心配」と自分の気持ちを伝える
- 肯定的に・簡潔に・具体的に話すように意識する
- なにかを強要するのではなく、支援を申し出る

家族ができること

家族もつらい気持ちを誰かに相談する

本人の病気を医療機関などに相談するのも大切ですが、その病気に振り回されて苦労している家族にも、相談相手が必要です。家族は自分自身のことも、人に相談しましょう。

よくある誤解

病気の治療が最優先になりがち

　本人の受診や治療がはじまると、家族は回復への見通しが立ったことを喜び、病気の治療を最優先にして、自分の生活をおろそかにしてしまうことがあります。しかし、治療は長く続きます。無理をしてはいけません。

本人の治療が最優先に

医療機関の受診や治療プログラムへの参加が最優先になり、本人だけでなく、家族全員が治療を中心とした生活をするように

家族の生活はあとまわしに

家族の仕事や趣味、子どもの教育など、治療以外のことがあとまわしになってしまう。家族は我慢することが多くなっていく

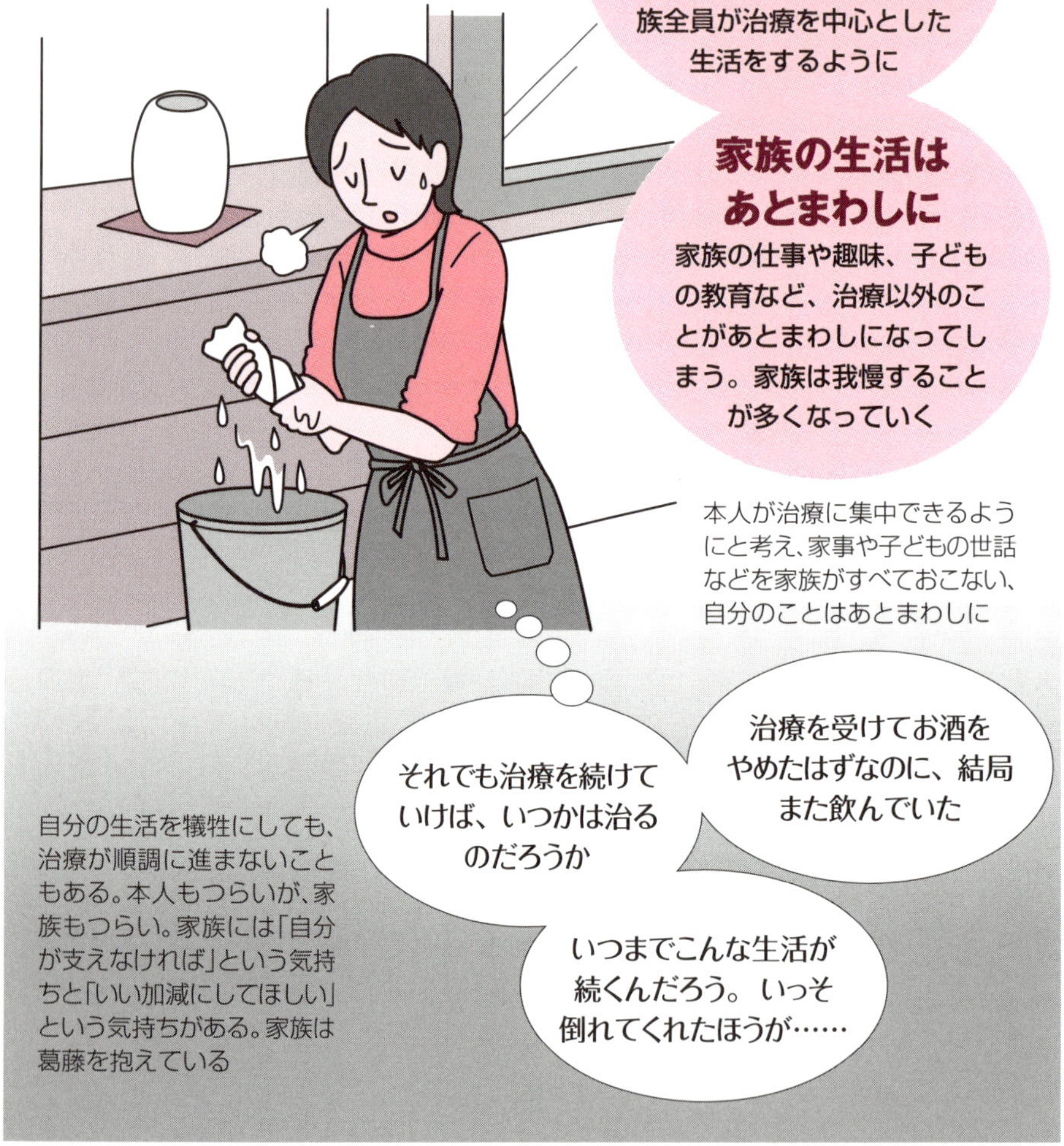

治療を受けてお酒をやめたはずなのに、結局また飲んでいた
それでも治療を続けていけば、いつかは治るのだろうか
いつまでこんな生活が続くんだろう。いっそ倒れてくれたほうが……

本人が治療に集中できるようにと考え、家事や子どもの世話などを家族がすべておこない、自分のことはあとまわしに

自分の生活を犠牲にしても、治療が順調に進まないこともある。本人もつらいが、家族もつらい。家族には「自分が支えなければ」という気持ちと「いい加減にしてほしい」という気持ちがある。家族は葛藤を抱えている

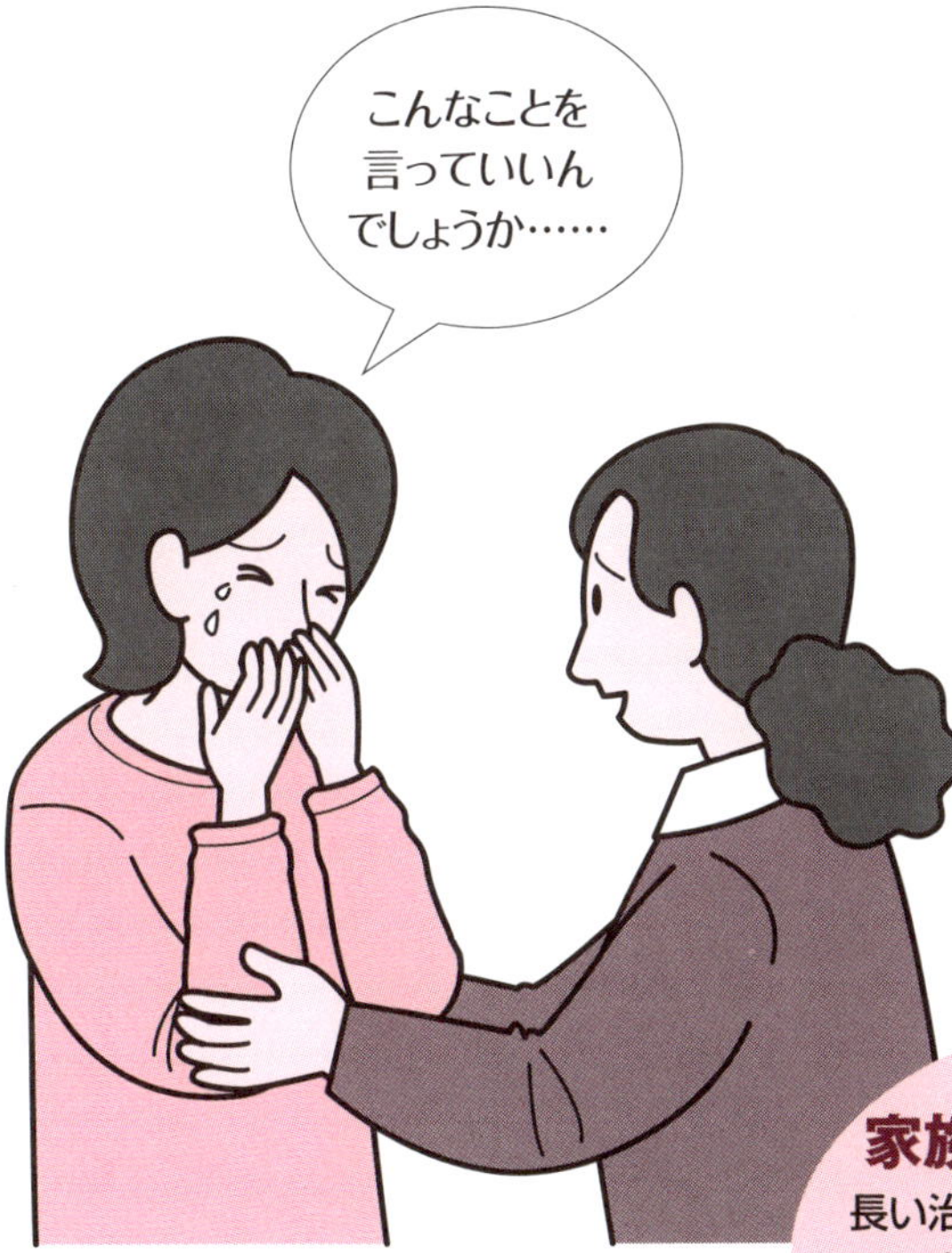

家族会などで仲間ができると、本人への不満などを打ち明けることができ、ストレスをためこまずにすむ

考え方を切り替える

家族の健康も同じように大切

本人が治療を受け、健康をとり戻すことも重要ですが、その治療を支える家族が健康でいることも、同じように重要です。家族は自分自身の健康も大切にして、苦しいときに苦しいといえる相談相手をもちましょう。

家族会などを支えに

家族は家族会の仲間や医療機関の心理士などに、自分自身のことを相談する。困ったら相談できるということが支えになる

家族のストレス対策を

長い治療生活を続けていくためには、家族が相談相手を多くもっておくことが大切。それが家族のストレス対策になる

相談することは弱さでも甘えでもない

依存症の人を支える家族は、健康な自分が弱音を吐いてはいけないと考えがちです。そして自分のことは二の次にして、治療を支えることに集中してしまいます。

しかし、家族が自分の苦しさや治療生活への不安などを人に相談することは、弱さでも甘えでもありません。自分自身のことを相談できる相手をもちましょう。

家族にも治療が必要な場合も

家族にとって相談相手として頼りになるのは、やはり家族会の仲間でしょう。同じ境遇で生活している仲間どうしだからこそ、話し合えることがあります。

医療機関や精神保健福祉センターの家族向けの相談窓口も利用できます。医師や心理士が治療生活の苦労を聞いてくれます。そこで家族のストレスが強く、治療が必要だとわかる場合もあります。

COLUMN

依存症の知識と対処法が学べる「家族教室」

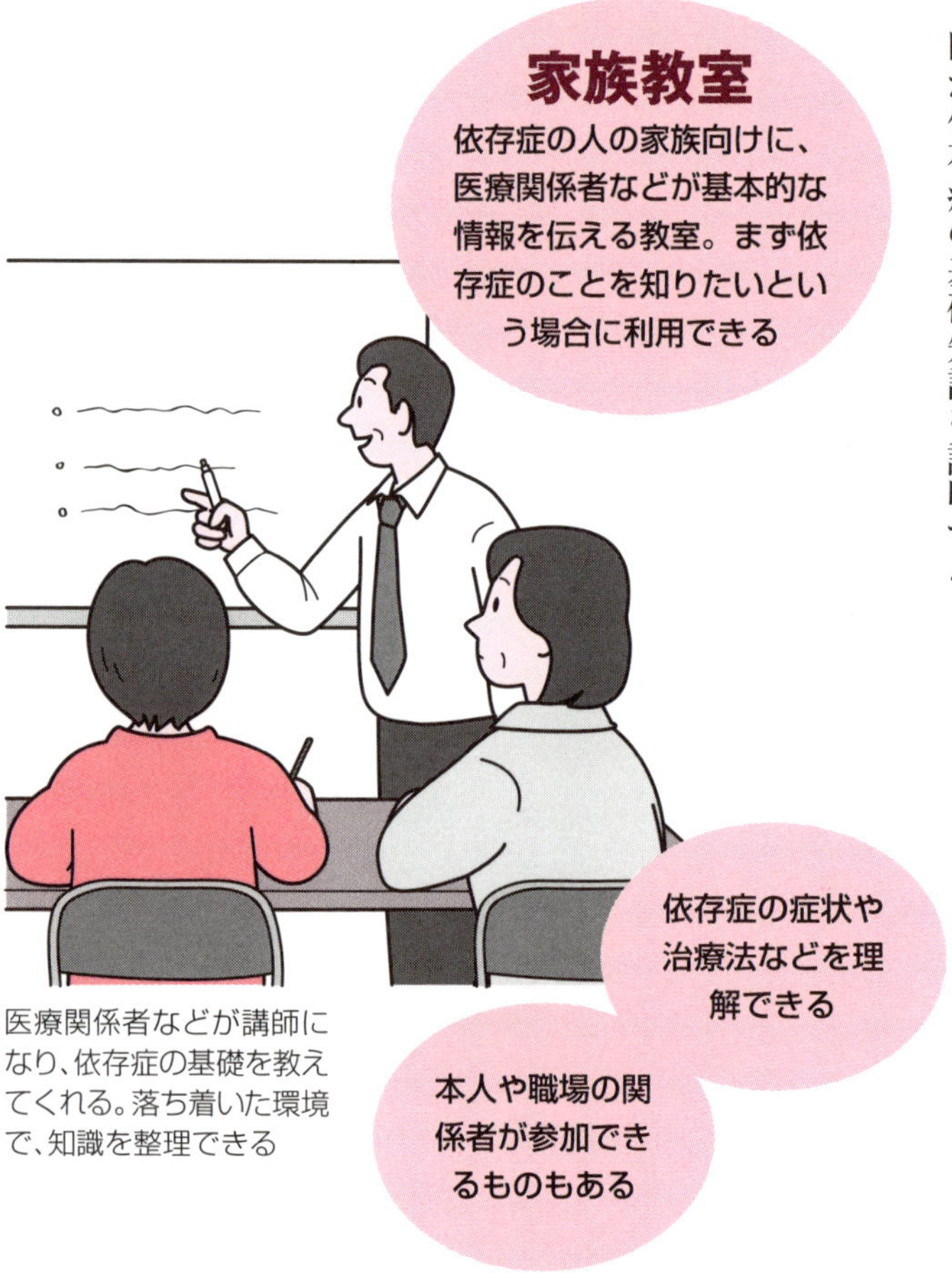
家族教室
依存症の人の家族向けに、医療関係者などが基本的な情報を伝える教室。まず依存症のことを知りたいという場合に利用できる
依存症の症状や治療法などを理解できる
本人や職場の関係者が参加できるものもある

医療関係者などが講師になり、依存症の基礎を教えてくれる。落ち着いた環境で、知識を整理できる

医療機関や役所が実施している

依存症関連で利用できるサービスに「家族教室」があります。相談窓口ではないのですが、治療の参考になるので紹介します。

家族教室は、医療機関や役所などが実施している、依存症の人の家族を対象とした講習会です。講師が依存症の基礎知識を説明する形式のものが多く、参加することで依存症の概要が理解できます。

診察時の説明だけではよくわからなかったことや、もっとよく知りたいことについて、じっくりと学ぶ機会になります。

参加希望の場合は、通院先などに家族教室の有無を問い合わせてみましょう。

4

断酒・減酒をめざして、治療を受ける

アルコール依存症の治療では、
基本的には断酒をめざしますが、
最近では軽症者向けに
減酒という選択肢も用意されています。
自分の状態に合った治療法にとりくみ、
病気を治していきましょう。

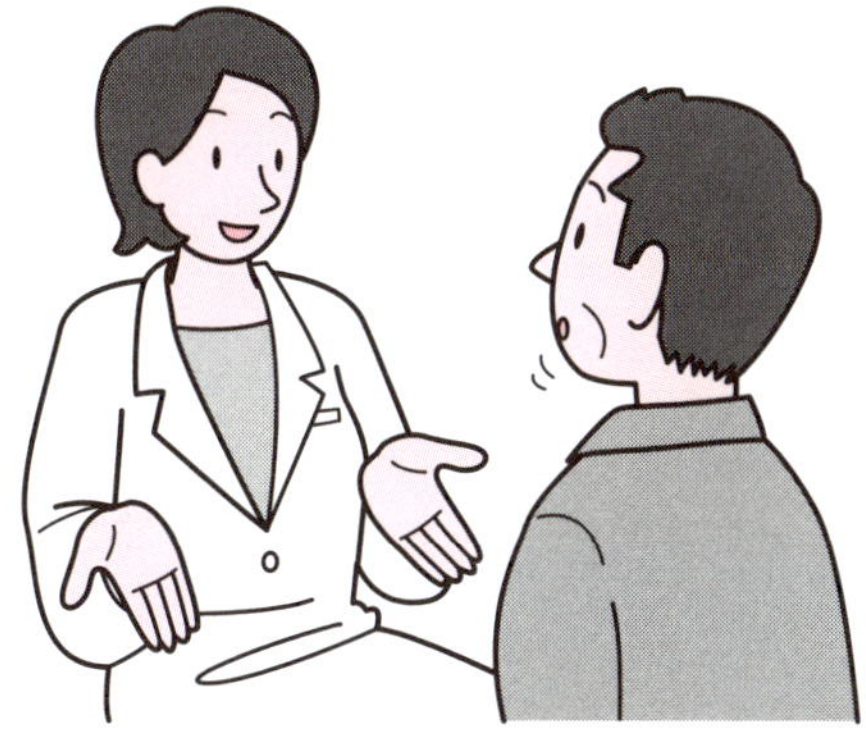

治療の基本①

身体的・心理的な治療を受け、断酒をめざす

アルコール依存症を治すためには、医療機関で身体的・心理的な治療を受けること、そして本人がお酒を飲まない生活に切り替えていくことが必要です。

治療は本人の健康と生活のため

アルコール依存症の治療の最終的な目標は、本人の身体的・心理的な健康を回復することと、生活を改善することです。そのために断酒や減酒にとりくみます。

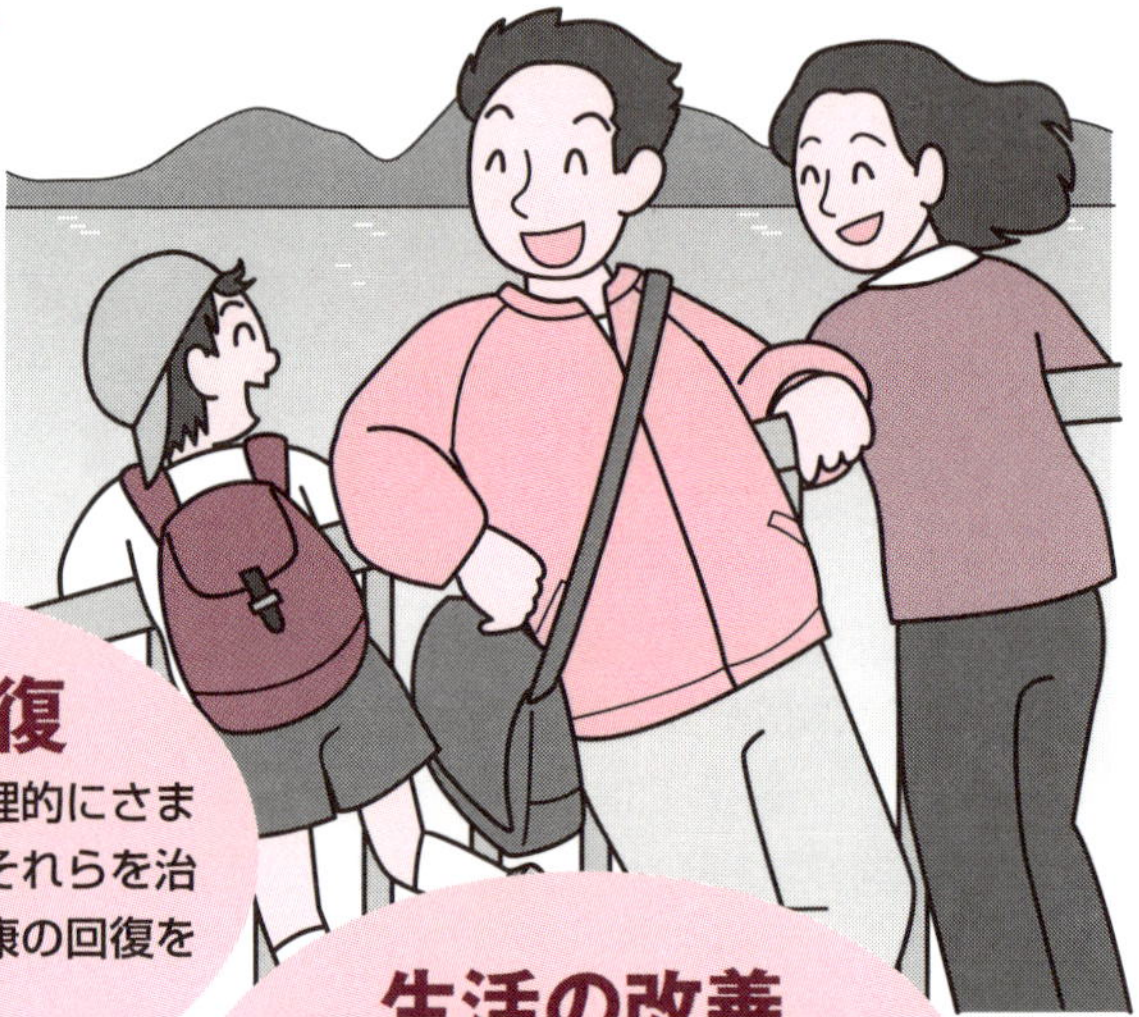

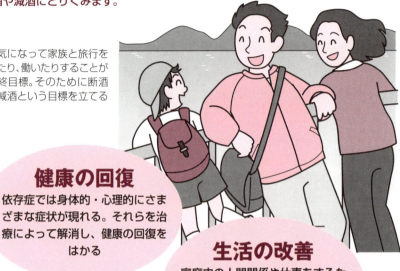

元気になって家族と旅行をしたり、働いたりすることが最終目標。そのために断酒や減酒という目標を立てる

健康の回復

依存症では身体的・心理的にさまざまな症状が現れる。それらを治療によって解消し、健康の回復をはかる

生活の改善

家庭内の人間関係や仕事をするための能力・環境などを回復させ、社会生活を立て直す。治療後の生活を準備する

体調を回復させ、飲み方を見直す

アルコール依存症では心身にさまざまな症状が出ます。それらの症状を、治療によって段階的に解消していきます。

本人の状態によって治療の流れは異なりますが、基本的には、まず飲酒をひかえ、身体的な治療を受けます。そうして体調を整えてから、心理的な治療を受けて病気への認識やお酒の飲み方の見直しにとりかかります。

体調が回復し、お酒の飲み方も改善できれば、ひとまずは治ったといえますが、まだ再発のおそれがあります。お酒を飲まない生活を維持できるよう、アフターケアを受けることも重要です。

3段階で治療を進める

アルコール依存症の治療は大きく3段階に分かれています。最初に離脱症状などの重い身体症状に対処し、その後、心理的な治療を受けて病気と向き合い、そしてアフターケアを受けて、治療を継続していきます。

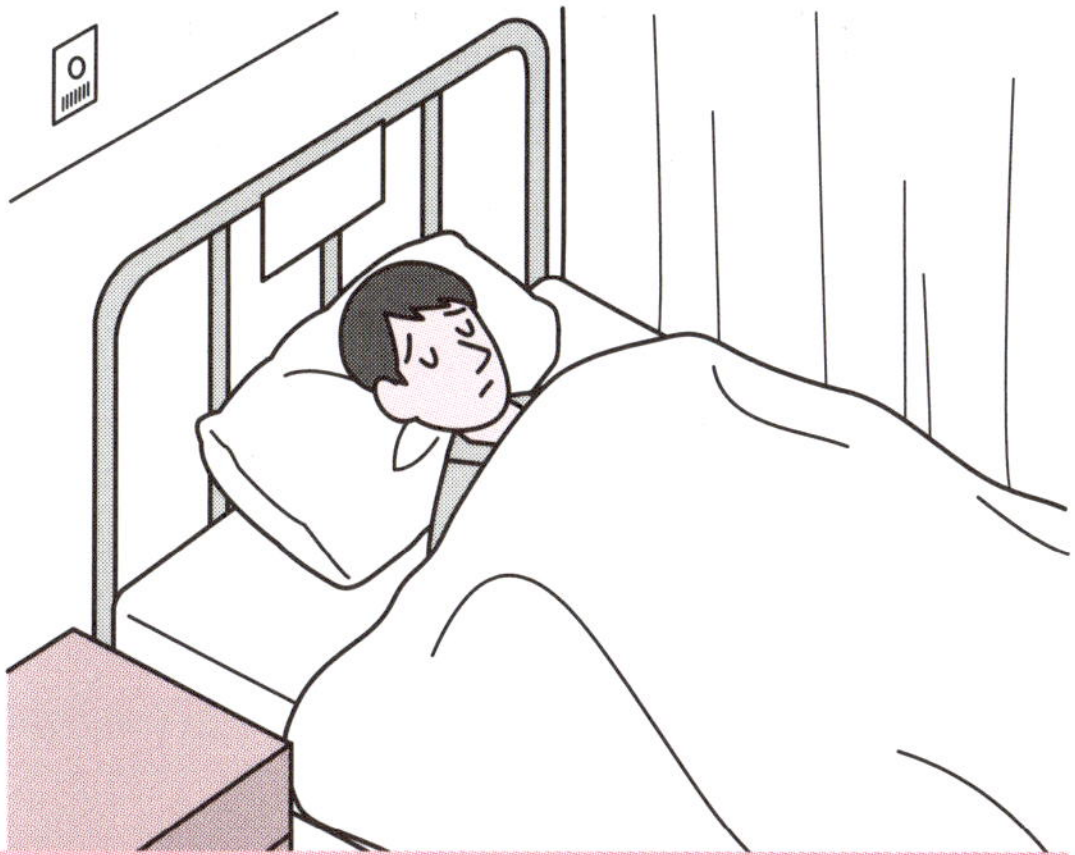

身体症状が重い場合には、入院して体調を回復させることに専念する。薬物療法などを受けて、離脱症状などの各種症状をやわらげる

身体的な治療

- 飲酒をひかえ、離脱症状を治療する
- 肝臓病やうつ病などの合併症を治療する
- 症状が重い場合は入院治療となる

(→82〜85ページへ)

主に以下の症状・病気を解消していく

- 連続飲酒
- 離脱症状
- 体の病気

心理的な治療

- 心理教育や認知行動療法を受ける
- 依存症の治療薬を補助的に使う
- この段階では通院治療となる場合が多い

(→86〜91ページへ)

主に以下の症状・病気を解消していく

- 依存症を否認すること
- 飲酒をやめられないこと

アフターケア

- 定期的に通院して診察を受ける
- デイケアに通って生活を整える
- 自助グループで仲間と支え合う

(→92〜95ページへ)

治療を進めることで、各種の症状がやわらいでいく

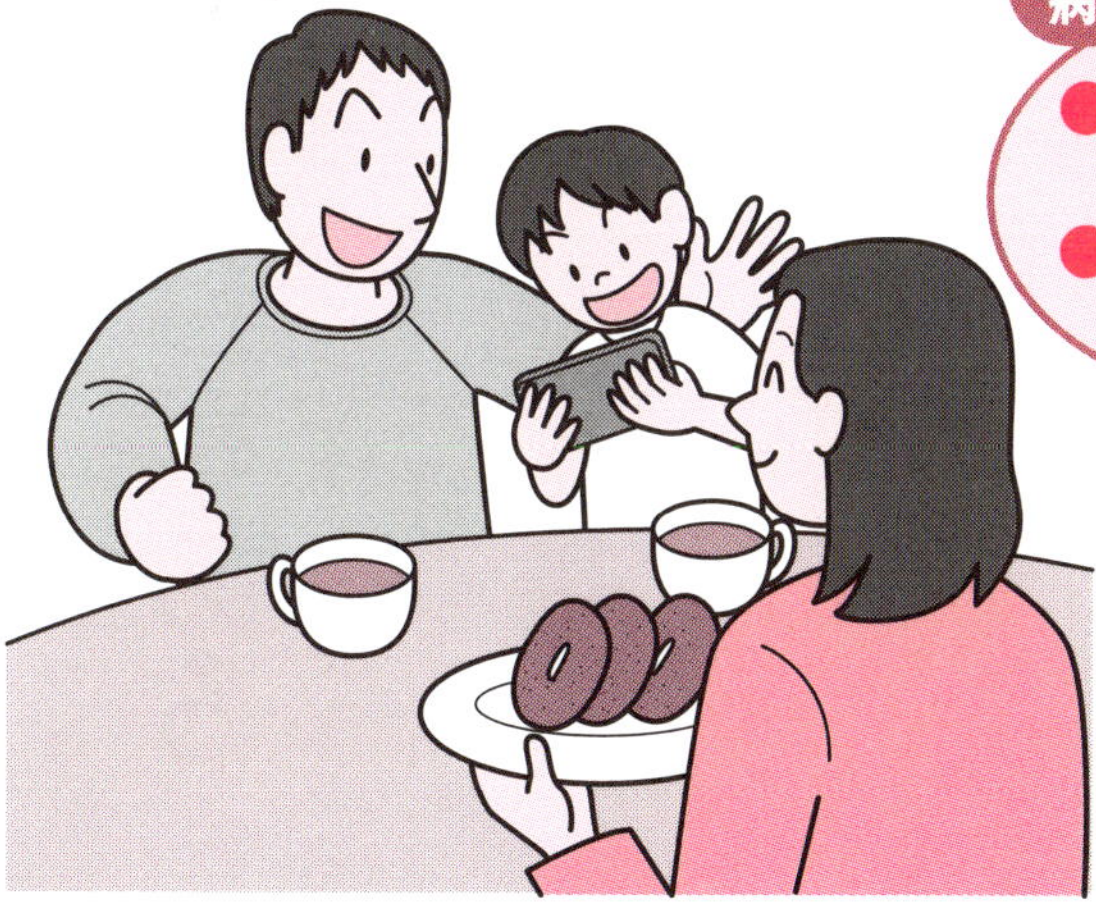

お酒を飲まない生活を続けていくためには、アフターケアを受け、再発を防ぐことも重要になる

治療の基本②

基本は入院だが、通院で治せる場合もある

アルコール依存症の治療では、基本的に入院が検討されます。入院すれば飲酒をひかえ、安定的に治療できるからです。軽症の場合には通院で治療することもできます。

本人の状態によって方針が決まる

すでに解説した通り、アルコール依存症の治療は大きく三段階に分かれていますが、その治療を入院・通院で段階的に進めていく場合と、最初から通院治療でおこなう場合があります。

入院したほうが体調管理や飲酒行動の見直しがしやすく、安定的な回復が望めるため、基本的には入院治療が検討されます。また、症状が重い場合には、原則として入院治療となります。

症状が軽い場合や、通院でも回復が見込める場合には、通院治療が選択肢のひとつになります。その場合でも、本人が入院を希望すれば、入院治療も検討されます。

入院して健康を回復する

アルコール依存症の治療では、飲酒をひかえることが重要です。家庭ではそれがなかなか難しいため、基本的には入院して治療することを検討します。医療機関でお酒を飲まずに治療を受け、心身の健康を回復していきます。

基本的には入院治療

依存症の治療では、基本的には入院を検討する。入院して医療スタッフの支援のもとで飲酒をひかえ、薬物療法などの治療を受ければ、安定的に回復していく

2～3ヵ月

主に身体的な治療を受ける。離脱症状など各種症状の解消をめざす

入院治療となる条件

- 離脱症状などの症状が激しい
- 合併する体の病気が重症
- 心理的に不安定で危険な状態
- 家庭では飲酒をひかえることが難しい
- 家族が疲弊していて対応が困難

アルコール依存症は再発しやすい病気。再発を防ぐために、通院を長期的に続けていく。期間は人によって異なるが、1年以上続く場合が多い

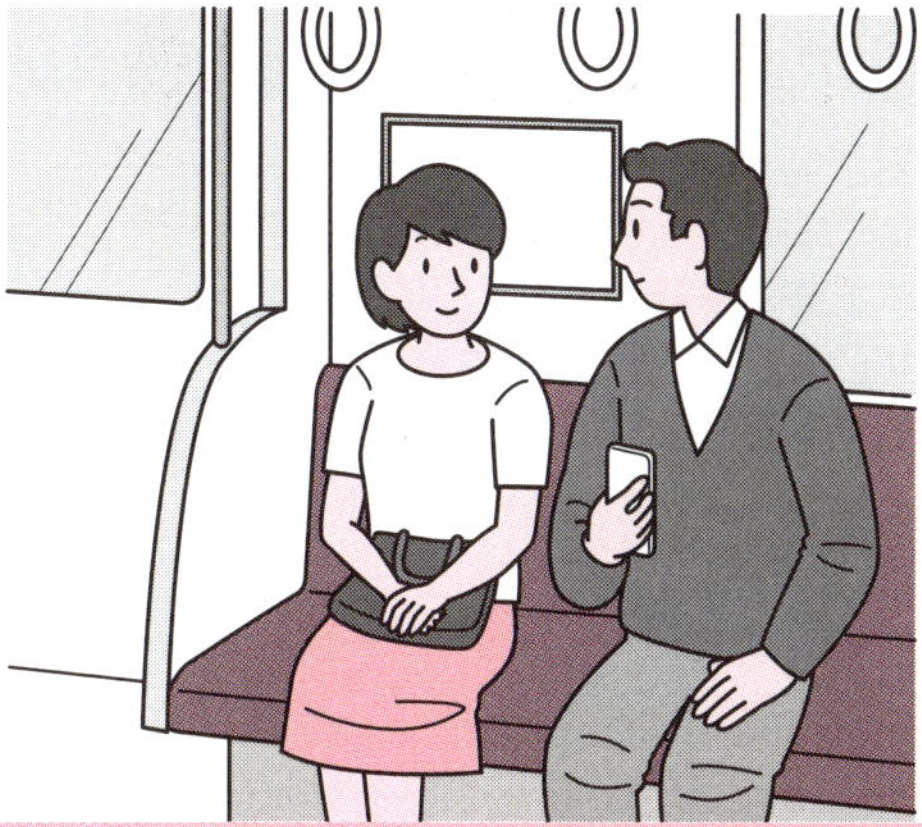

通院して生活を改善する

2～3ヵ月の入院治療によって体調が回復したら、その後は通院治療に切り替えます。引き続き飲酒をひかえながら、生活改善にとりくみます。軽症の場合には、最初から通院治療で身体的・心理的な治療を受ける場合もあります。

アフターケアへ

通院治療に切り替える

1年3ヵ月～

入院治療によって症状が軽減してきたら、通院治療に切り替える。回復した状態を維持するため、定期的に通院してカウンセリングや薬物療法などの治療を受ける

主に心理・社会的な治療を受ける。生活改善にとりくむ

通院で治せる場合もある

1年3ヵ月～

症状が軽く、家庭で飲酒をひかえながら治療していける場合には、最初から通院治療になることもある。通院で身体的・心理的な治療を受ける

通院で身体的な治療を受ける。入院治療と同様に2～3ヵ月程度で回復していく

身体的な治療と並行して心理的な治療を受ける。1年以上になる場合が多い

通院治療となる条件

- 離脱症状などの症状が軽い
- 合併する体の病気が軽症
- 本人の心身の調子が安定している
- 家族などの協力があり、家庭で飲酒をひかえることができる

治療の基本③

軽症の人向けの「減酒外来」もできている

アルコール依存症では基本的にお酒を飲まない「断酒」を目標として治療を進めていきますが、最近では軽症の場合にかぎって「減酒」も選択できるようになっています。

減酒という選択肢が増えた

アルコール依存症を治すためには、断酒するのがベストです。断酒できれば治療効果が安定し、本人の安心にもつながります。

しかし、長く飲酒を続けてきた本人にとって、お酒を断つのは簡単なことではありません。本人が断酒は不可能と考え、治療そのものを拒む場合があります。また、まだ軽症で、断酒の必要性を実感できないという人もいます。

最近では、そのような人のために「減酒外来」ができています。減酒外来では、本人がまずは減酒を目標として、治療にとりくみます。誰でも利用しやすい窓口になっています。

重症度を3つに分けて考える

アルコール依存症の重症度について、明確な定義はありません。定義がないため判定は曖昧になりますが、重症度を以下のように、大きく3つに分けて考えることができます。軽症例や依存症に該当しない例では、減酒外来の利用を検討できます。

依存症の重症例
アルコール依存症に該当し、離脱症状や合併症が重い。家庭的・社会的な問題が深刻

依存症の軽症例
アルコール依存症だが軽症で、合併症がない。家庭的・社会的な問題も比較的軽い

依存症ではない例
お酒関連の問題はあるが、アルコール依存症に該当しない

重症・軽症の医療的な定義はない。症状の重さや緊急対応の必要性などで個別に判断される

本書ではこの段階を「軽度の依存」と表現している。依存症に移行する危険性がある状態

重症度によって目標を調整する

治療の最終的な目標は、健康の回復と、生活改善です。しかしそこにいたるまでの過程は人それぞれです。重症の場合には最初から断酒をめざしますが、軽症の場合には減酒を当面の目標として治療をはじめることもあります。

専門治療で断酒をめざす

離脱症状などの症状が重く、予断を許さない場合には、最初から断酒を目標として、依存症の専門治療を受ける。入院治療となる場合が多い。本人がそれをどうしても拒む場合には、治療の導入のため、減酒外来を活用することもある

「減酒外来」が選択肢に

依存症の症状が軽い場合や、依存症に該当しない場合では、減酒外来で通院治療を受け、様子をみることもできる。また、本人が断酒を嫌がる場合に、減酒を一時的な目標にするというのもひとつの方法。減酒外来が治療の導入に役立つ

目標を断酒に切り替える

減酒を目標として治療をはじめた場合でも、症状が軽い例以外は基本的に、目標を断酒に切り替えていく。依存症への悪化や再発を防ぐためには、お酒を飲まない生活をすることが重要。断酒によって治療効果を安定させる

医師の六割以上が減酒を治療にとり入れている

アルコール依存症を治すためには断酒がベストなのですが、本人の抵抗が強く、断酒が難しい場合もあります。そのような状況をふまえ、最近では減酒を治療にとり入れる医師も多くなっています。

二〇〇名以上の医師を対象としたある調査では、六割以上の医師が減酒を中間的な目標とすることを受け入れると回答しました。また、同じ調査で三割以上が、最終目標を減酒とすることも受け入れると回答しています。

本人の重症度にもよりますが、減酒が治療の選択肢として、認められつつあります。

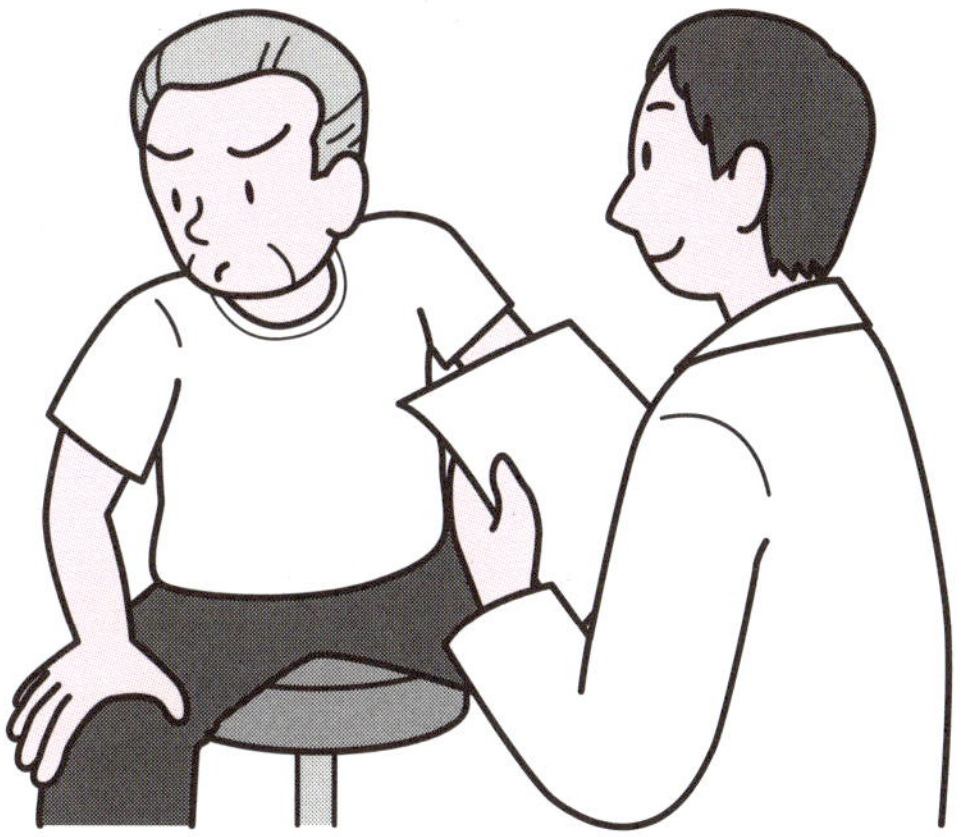

本人が「病院に行くと禁酒させられる」などと言って受診を拒否している場合に、減酒外来がひとつの選択肢になる。減酒であれば、しぶしぶ受診するという人がいる

ひと目でわかる

必要な治療法と入院・通院期間が調べられる簡単チャート

ここまでに解説してきたことを整理し、チャートにしました。本人の「重症度」と「治療意欲」から、必要な治療法や治療期間の目安がわかります。あくまでも目安ですが、参考にしてみてください。

A-1
依存症の重症例

- ●アルコール依存症の診断あり
- ●離脱症状や合併症などの症状が重い
- ●家庭や職場などで深刻な問題がある

A-2
依存症の軽症例

- ●アルコール依存症の診断あり
- ●症状が比較的軽く、合併症がない
- ●家庭や職場でもまだ対応できる

A-3
依存症ではない例
（軽度の依存）

- ●アルコール依存症の診断なし
- ●お酒関連の問題がある
- ●依存症に移行する可能性がある

チャートの見方

①A-1～A-3のなかから、依存症の重症度について、該当する項目を選びます。

②B-1～B-2のなかから、本人の治療意欲について、該当する項目を選びます。

③①と②で選んだ項目が重なる部分を読んでみてください。その内容が必要な治療法と治療期間の目安です。

※このチャートはあくまでも目安です。おおよその傾向を示したもので、実際の治療法や治療期間は、主治医が個別に判断します。主治医の判断がチャートと異なる場合もあります。チャートは今後の見通しを立てるための参考情報として、利用してください。

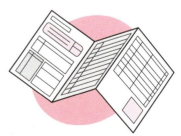

健康診断の結果通知でお酒関連の問題を指摘された程度であれば「依存症ではない例」に該当する

B-1 **本人が治療に抵抗あり**	B-2 **本人が治療に前向き**
●本人に病気の自覚がない、診察を受けていない ●本人に病気の自覚はあるが、治療に抵抗を示す ●断酒を目標とすることを本人が拒絶している 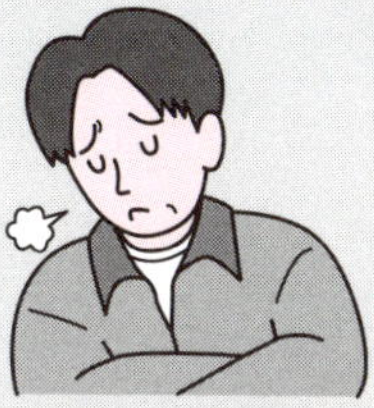	●診察を受け、本人が依存症を自覚している ●本人が治療したいと明言している ●断酒を目標とすることに本人が同意している 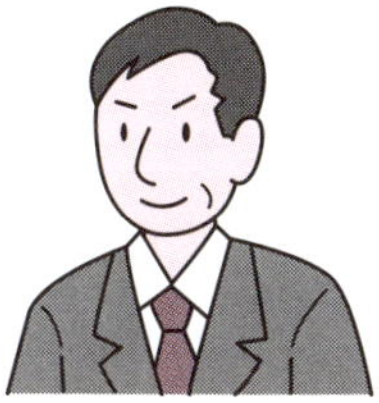
入院・断酒が目標だが、ほかの選択肢も 治療法　身体的な治療・心理的な治療・アフターケア。心理教育が重要に 治療期間　入院3ヵ月＋通院1年3ヵ月以上が望ましいが、通院からはじめることも選択肢に	**入院して断酒し、完治をめざす** 治療法　身体的な治療・心理的な治療・アフターケア 治療期間　入院3ヵ月＋通院1年3ヵ月以上
断酒または減酒を目標に 治療法　主に心理的な治療とアフターケア。必要に応じて身体的な治療 治療期間　入院3ヵ月＋通院1年3ヵ月以上（または）通院のみで1年3ヵ月以上	**断酒して完治をめざす** 治療法　主に心理的な治療とアフターケア。必要に応じて身体的な治療 治療期間　入院3ヵ月＋通院1年3ヵ月以上（または）通院のみで1年3ヵ月以上
減酒して問題解決をめざす 治療法　心理教育が中心。必要に応じて身体的な治療・心理的な治療・アフターケア 治療期間　通院3ヵ月以上	**減酒して問題解決をめざす** 治療法　心理的な治療・アフターケア。必要に応じて身体的な治療も 治療期間　通院3ヵ月以上

身体的な治療①

抗不安薬などを使って離脱症状をおさえる

アルコール依存症の治療は、飲酒をひかえることと、それによって起こる離脱症状をおさえることからスタートします。

飲酒をひかえて治療を受ける

アルコール依存症を治すために飲酒をひかえると、その反動で、本人の体に離脱症状が現れます。症状の程度は人によってさまざまですが、まずはその症状をおさえていきます。

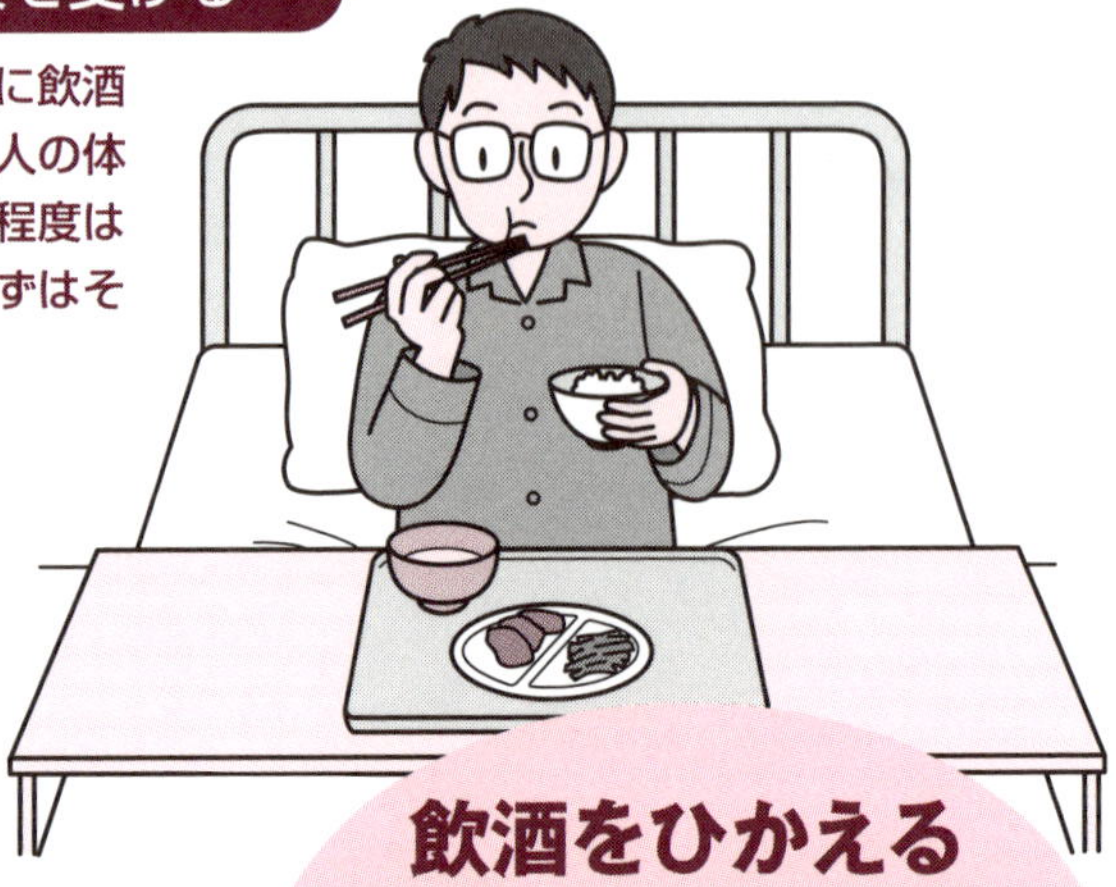

家庭では、お酒をやめること、その後の離脱症状に対処することが難しい場合もある。入院治療ではその点を医療スタッフがサポートしてくれるため、安心して治療にとりくめる

飲酒をひかえる

治療の第一歩は、飲酒をひかえること。完全にやめるのが理想だが、本人の状態によっては減酒からはじめる場合もある。この段階で、連続飲酒は解消していく

連続飲酒が解消

離脱症状が出る

連続飲酒をやめるため、本人の体に離脱症状が出る。症状の種類や重さは、人によって異なる。幻視や意識障害などの「振戦せん妄」がみられる場合には、家庭での対応は難しく、入院治療が必要になる

飲酒をやめて、離脱症状に対処していく

依存症を治すための第一歩は、お酒をひかえることです。お酒をひかえて連続飲酒をやめれば、依存症の悪化も止まります。

飲酒をやめることで体に離脱症状が出ますが、これは薬を使えば軽減できます。それまでは本人が再び飲酒することで症状をおさえこんでいたわけですが、医療機関で治療を受ければ、薬によって対処することができるのです。

そうして薬物療法を受けながら一〜四週間過ごすと、離脱症状は消えていきます。そこまで回復すれば、お酒を飲まないかぎり、もう離脱症状は出ません。体は以前と同様の状態に戻っていきます。

離脱症状をおさえる

離脱症状は、お酒をひかえて1〜4週間たてば自然におさまっていくものですが、その間は苦しい症状が続くので、薬を使って症状を軽減させます。

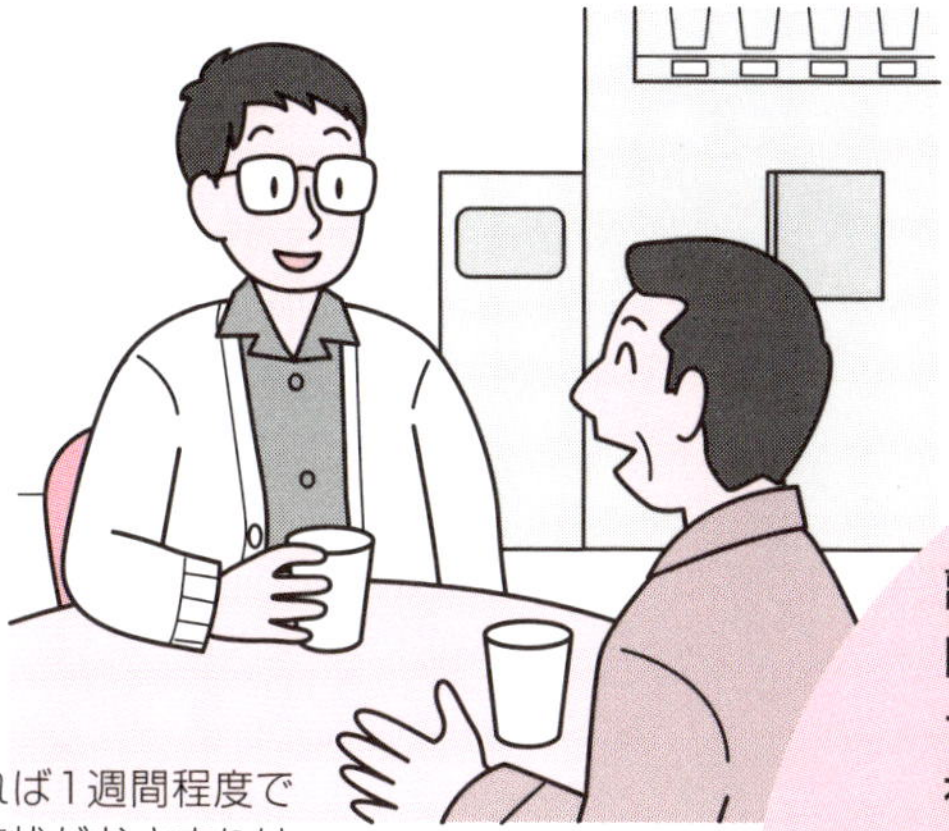

早ければ1週間程度で離脱症状がおさまりはじめる。ほかの患者さんと落ち着いて会話もできるように

離脱症状の治療

離脱症状は1〜4週間程度でおさまっていく。その間、症状を軽減させるために薬を使う。ベンゾジアゼピン系の抗不安薬が第一選択となり、ほかに抗精神病薬や睡眠導入薬などを使う場合もある。

- 通常は1日3回服用。症状の改善に合わせて薬を減らしていく
- 抗不安薬の使用は原則的に7日間以内。その間に症状がやわらいでいく
- 症状が続く人もいるが、その場合も最大4週間で薬物療法を完了させる
- 症状が激しく、食事がとれない場合には点滴による栄養補給をおこなう

離脱症状が解消

体調が落ち着く

やがて離脱症状がおさまり、体が平常時の状態に戻る。体調が落ち着き、次の治療に移ることができる

薬物療法には四つの目的がある

依存症の治療では、離脱症状をおさえることのほかにも、さまざまな目的で薬物療法がおこなわれます。離脱症状の薬物療法が完了したあとに、またほかの薬を使う場合がありますが、それぞれが治療に必要な薬です。

医師や医療スタッフの説明を聞き、薬の作用を理解して、治療を進めていきましょう。

②お酒の飲み方を改善するため。依存症の治療薬を使う

①離脱症状をおさえるため。主に抗不安薬を使う

④抑うつなどの精神症状を治療するため。抗うつ薬などを使う

③身体症状や体の病気を治療するため。肝臓病の薬などを使う

身体的な治療②

体の病気やうつ病などの合併症に対処する

依存症のほかに肝臓病やうつ病などの合併症があることがわかったら、その病気の治療にもとりくみます。

病状をくわしく確認する

アルコール依存症の人には、飲酒にともなう生活の乱れやストレスから、体の病気や心の病気が合併していることがよくあります。依存症の治療では、医師が病状をくわしくみて、合併症の有無を確認していきます。

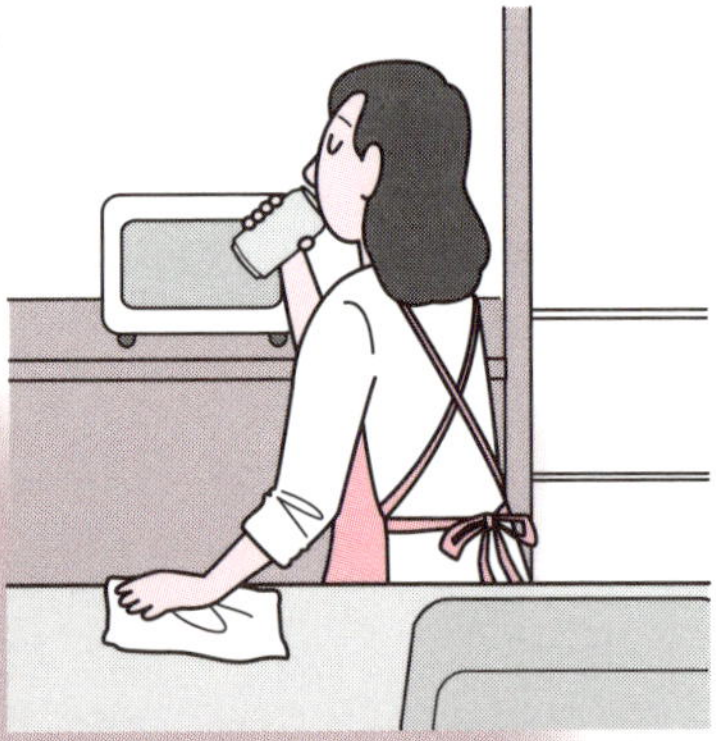

不安

幻覚

不眠

抑うつ

体の病気

症状が重なっている

依存症の症状と、肝臓病や膵炎、がんなどの体の病気、うつ病などの心の病気の症状が重なって現れている場合がある。ほかの病気が症状の原因となっていることもある。医師は治療を進めながら時間をかけて、合併症の有無を確認する

依存症の治療が進み、離脱症状がおさまると、症状が減って病状がクリアになってくる

依存症の症状

離脱症状の治療を進めることで解消していくのは、依存症によって起きていた症状。幻覚などはおさまることが多い

合併症の症状

離脱症状が消えたあとにも症状が残っている場合、体の病気などの合併症の症状だと考えられる。その症状への対処をスタートする

患者さんの多くに肝臓の障害がみられる

アルコール依存症の人は飲酒の影響で生活が乱れやすく、そのため、肝臓などの体の各部に負担がかかり、依存症以外の病気を合併しやすい傾向があります。

実際に、久里浜医療センターに入院した患者さんの九〇％以上に肝臓の障害が、約二五％に肝硬変がみられました。合併症への対処も非常に重要です。

依存症の治療と合併症の治療を並行する

合併症がある場合、依存症の離脱症状などの治療と並行して、合併症も治療していきます。

とくに、うつ病や不安障害などの心の病気があると、依存症を治しても治療後の社会生活が安定せず、ストレスや不安から再び飲酒してしまうことがあります。

治療後の状態を安定させ、再発を防ぐためには、合併症の治療が欠かせません。

合併症を治療する

依存症の治療を進めるなかで合併症の存在がわかった場合には、その治療を受けます。合併症には体の病気や心の病気があり、病状は人によって異なります。

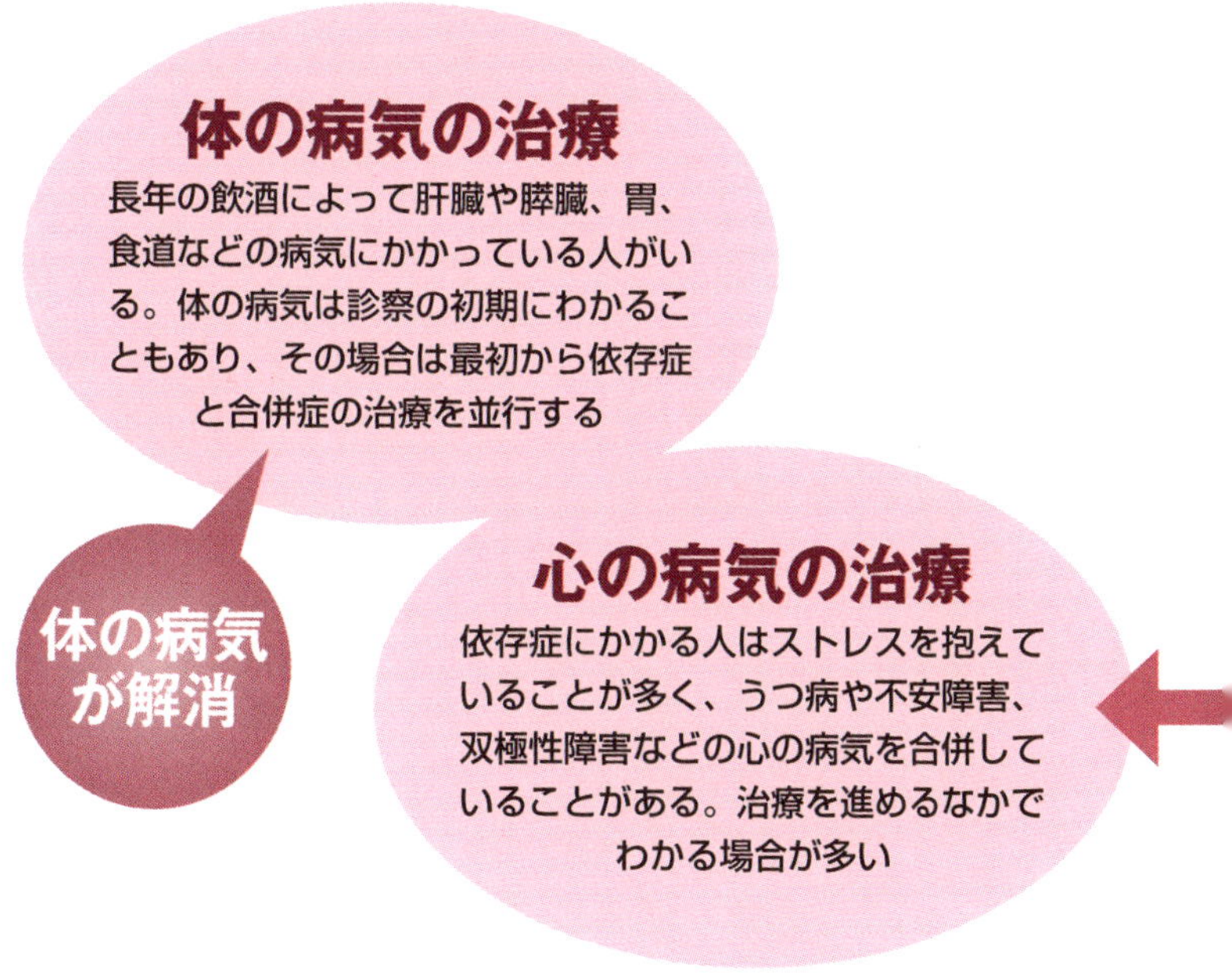
体の病気の治療
長年の飲酒によって肝臓や膵臓、胃、食道などの病気にかかっている人がいる。体の病気は診察の初期にわかることもあり、その場合は最初から依存症と合併症の治療を並行する
体の病気が解消
心の病気の治療
依存症にかかる人はストレスを抱えていることが多く、うつ病や不安障害、双極性障害などの心の病気を合併していることがある。治療を進めるなかでわかる場合が多い

発達障害の合併がわかった場合には

依存症の人のなかには、自閉症スペクトラム障害や注意欠如・多動性障害などの発達障害が合併している人もいます。

発達障害は対人関係や社会生活に困難を抱えやすい障害です。生活上のストレスを感じやすく、それがお酒を飲みすぎることの一因となっている場合があります。

発達障害の合併がわかった場合には、生活面の支援を受け、ストレスの緩和にとりくみます。

心理的な治療①

体調が落ち着いたら、病気のことを学んでいく

離脱症状などの重い症状が解消し、体調が落ち着いたら、依存症という病気のことを学んでいきます。本人が自分は病気だと認識することが重要です。

治療を通じて病気を学ぶ

依存症の治療では、体の健康を回復させるだけでなく、依存症という病気を理解し、飲酒の危険性を学ぶ必要があります。そこで、身体的な治療と並行して、病気のことを考える時間をもちます。

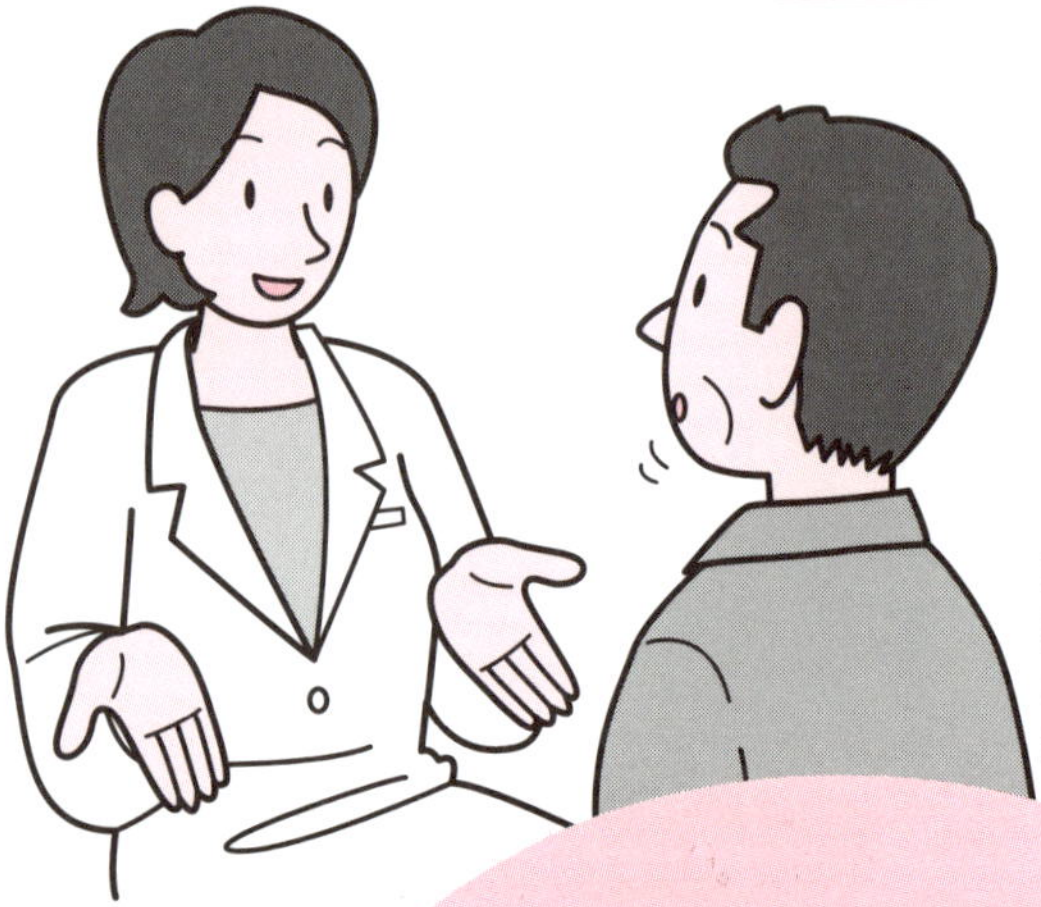

落ち着いて対話ができる状態になったら、医師や心理士の話を聞き、依存症という病気への理解を深めていく

心理教育を受ける

本人が医師や心理士との対話などを通じて、依存症という病気を学んでいく。形式としては精神療法という治療法に該当するが、本人が心理的に変わっていくこのプロセスを「心理教育」ともいう。依存症の治療では重要なポイントになる

個人精神療法として実践

依存症の人が個人で医師や心理士との対話を繰り返し、病気や自分の状態について、理解を深めていく。第三者には言いにくいことでも相談できる。

- 自分のペースでとりくめる
- 借金などの個別の問題にとりくめる
- 医学的なことを質問しやすい

集団精神療法として実践

依存症の当事者が数人で集まってグループをつくり、医師や心理士など医療スタッフが見守るなかで、病気や体験について語り合う。対話を通じて病気を学ぶ。

- 当事者相手なので語りやすい
- ほかの人の発言に共感できることもある
- 仲間ができて治療意欲が高まる

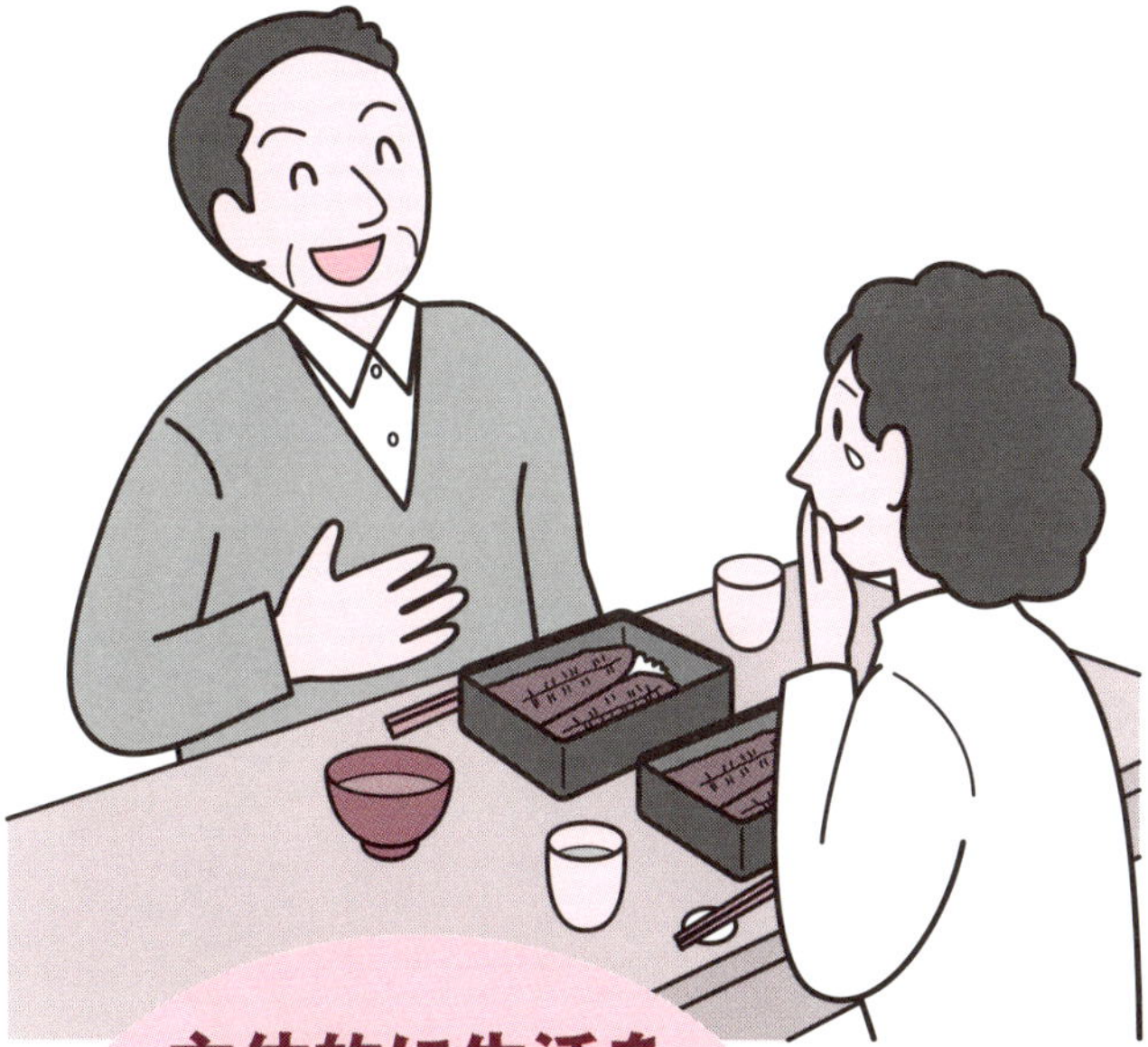

病気を認めて病気と向き合う

心理教育を受けて病気のことを学ぶと、自分がこれまでどのような状態にあったか、認識できるようになっていきます。依存症に対する否認感情が解消し、病気ときちんと向き合って、治療にとりくむようになります。

本人が依存症であることを自覚し、自ら望んで飲酒をひかえるようになっていく。その姿をみて家族も安心する

病気と向き合えるように

依存症という病気、その病気にかかっているという事実に向き合えるようになっていく。治療のために必要なことを、本人自身がよく考えるようになる

依存症を否認することが解消する

主体的に生活を改善していく

本人が治療に対して主体的・積極的になる。治療によって手に入れた健康を維持するために、生活改善にとりくみはじめる

本人の心理面を改善するための治療

アルコール依存症の人は自分の病気をなかなか認識できません。しかし、それができなければ、飲酒の危険性を本当の意味で理解することもできません。

そこで、身体的な治療を進めながら、本人の心理面を改善するための治療もおこないます。体調が落ち着いてから心理的な治療をすることが一般的ですが、本人の状態によっては、最初から心理的な治療をおこなう場合もあります。

本人が治療に対して主体的になっていく

心理的な治療は、主に医師や心理士との対話を通じて進めていきます。本人が対話などを参考にして病気のことを学び、自分の病状を認識していきます。

認識があらたまると、本人が本当の意味で治療の目的や効果を理解できるようになり、治療に対して主体的になっていきます。

心理的な治療②

認知行動療法を受け、飲み方や生き方を見直す

依存症という病気と向き合い、飲酒に対する認識をあらためるためには、時間がかかります。認知行動療法を受け、考えや行動を少しずつ見直していきましょう。

認知行動療法を活用する

依存症を理解し、生活を改善していくために、認知行動療法という治療法が活用されています。医師や心理士との対話などを通じて、本人が考え方や行動の見直しをはかるという治療法です。

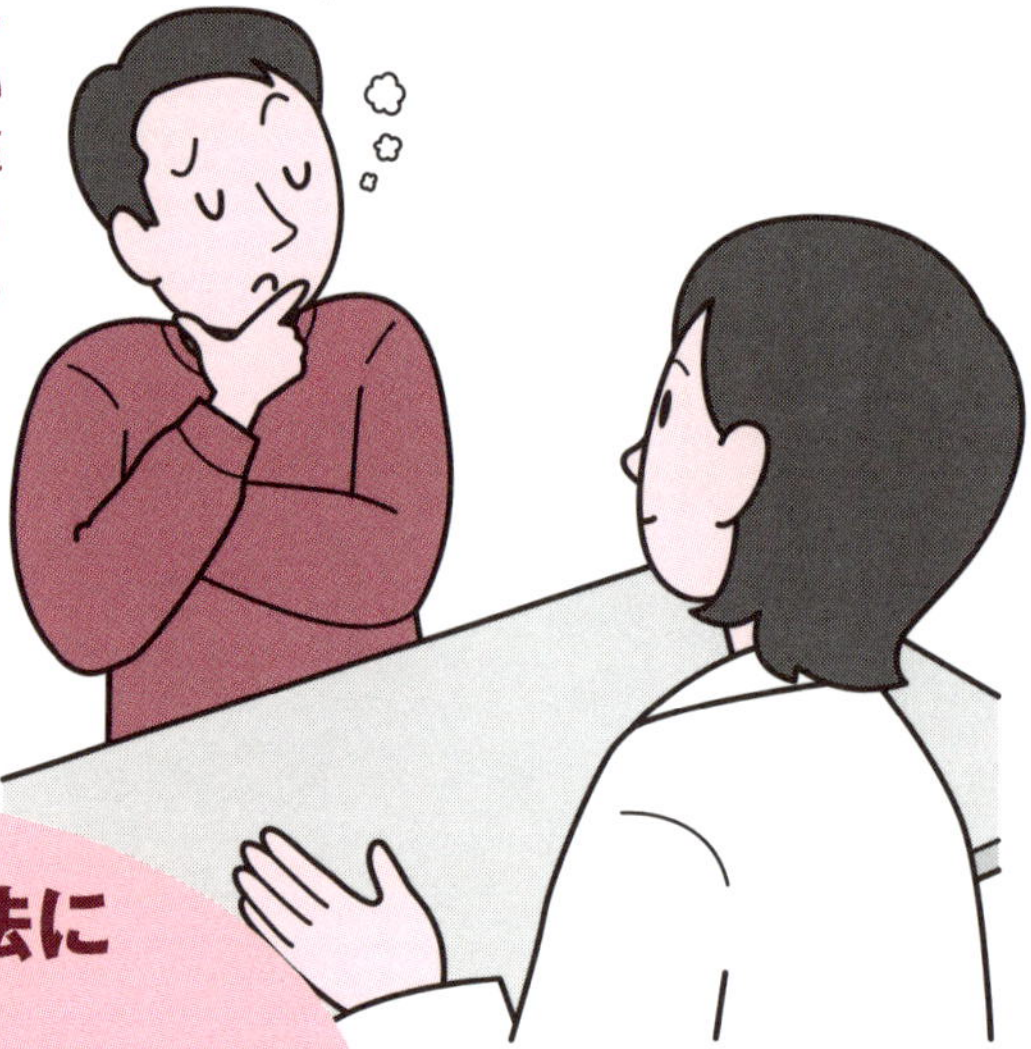

心理士など医療スタッフの助言を受けながら、これまでの生活を振り返り、見直していく

認知行動療法にとりくむ

本人が医師や心理士の助言を得ながら、自分自身のお酒に対する考え方や、これまでの飲み方を検討し、修正していく。「飲酒のメリット・デメリット」「飲酒のきっかけ」などのテーマを設定し、そのテーマにそって考えていくと検討しやすい

飲酒をやめられないことが解消

認知行動療法のテーマやプログラムの例

- 仕事や付き合いでお酒に誘われたときの断り方を考える
- 再発防止のために飲酒のきっかけを知っておく
- 断酒によってあいた時間で、楽しい活動を増やす
- 飲酒を引き起こす「怒り」のコントロールを身につける
- 飲みたくなったときの「思考ストップ法」を学ぶ

本人が自分で考え方を検証する

心理教育を受け、本人が依存症という病気を正しく認識できるようになってきたら、次はお酒に対する考え方やお酒の飲み方を具体的に見直していきます。

形式としては、心理教育と同様に医師や心理士との対話が中心となりますが、この段階では認知行動療法を活用していきます。

本人が自分自身の考え方や行動を話したり書いたりして、具体的に認識し、その検証や修正にとりくみます。

医師は本人の変化をサポートする

医師や心理士は、本人がじっくり考えられるように、認知行動療法のプログラムにそってテーマを設定したり、助言をしたりして、サポートします。

考えや行動を変えるのはあくまでも本人であり、医師や心理士はその支援をしていきます。

考え方が変わっていく

認知行動療法にとりくむことで、飲酒に対する考え方が根本的に変わっていきます。考え方が変わり、行動パターンも変わって、依存症が再発しにくくなります。

飲酒に対する考え方が変わる

本人が飲酒の危険性を認識できるようになる。その認識にしたがって、飲酒をさけるための方法や、飲酒にかわるストレス解消法などを身につけていく

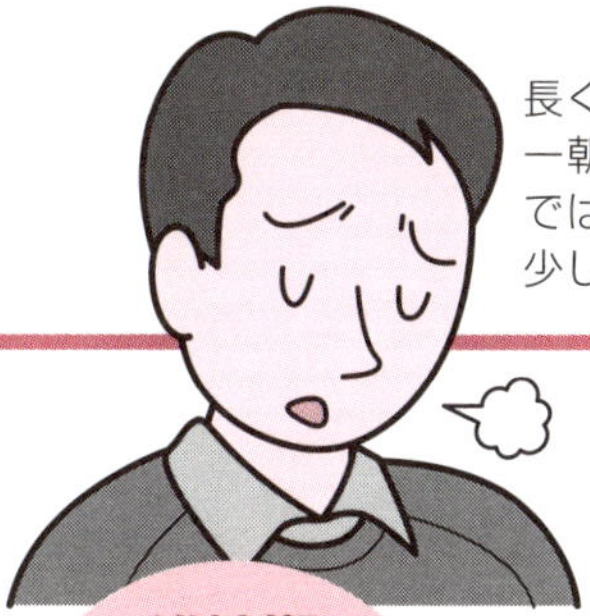

長く続けてきた習慣は、一朝一夕に変わるものではない。悩みながら、少しずつ見直していく

段階的に変わっていく

考え方や行動は少しずつ変わっていくが、医学的にはその段階的な変化を「変化のステージモデル」として5ステージに分けて考えることが多い

前熟考期
本人にまだ変わる気がない。治療前の段階。無関心期ともいう

熟考期
飲酒について考えはじめる。治療を意識する時期。関心期ともいう

準備期
自分を変えようと決断する。具体的な方法を探しはじめる。治療の初期

実行期
実際に自分でさまざまなことを実践していく。治療を進めていく時期

維持期
改善のための努力を続けていく。治療としてはアフターケアの段階

心理的な治療③

アカンプロサートなどの薬で生活を改善する

依存症に苦しんできた人が、お酒を飲まない生活に切り替えていくのは、簡単なことではありません。その生活改善を補助するために薬を使うことがあります。

薬を使うことで飲酒欲求を軽減させる

心理教育や認知行動療法を受ければ、病気を認識し、飲酒の危険性を理解することができます。しかし、理解できればもう飲酒を一切しないかというと、ことはそう簡単ではありません。

治療を受け、生活を見直していく間も、本人は幾度となく、飲酒欲求に襲われます。欲求にあらがえず、治療中に再び飲酒してしまい、離脱症状などの症状が再発することもあります。

薬を使うのは、そのような事態を防ぐためです。薬で飲酒欲求をおさえ、本人が生活改善に集中できるようにします。薬には生活改善を補助する役割があります。

補助的に薬を使う

アルコール依存症の治療では、飲酒欲求や飲酒行動をおさえるための治療薬が使われることがありますが、それらの薬はあくまでも補助的に使うものです。治療の主体は、心理教育や認知行動療法を受け、本人が生活を改善していくことです。

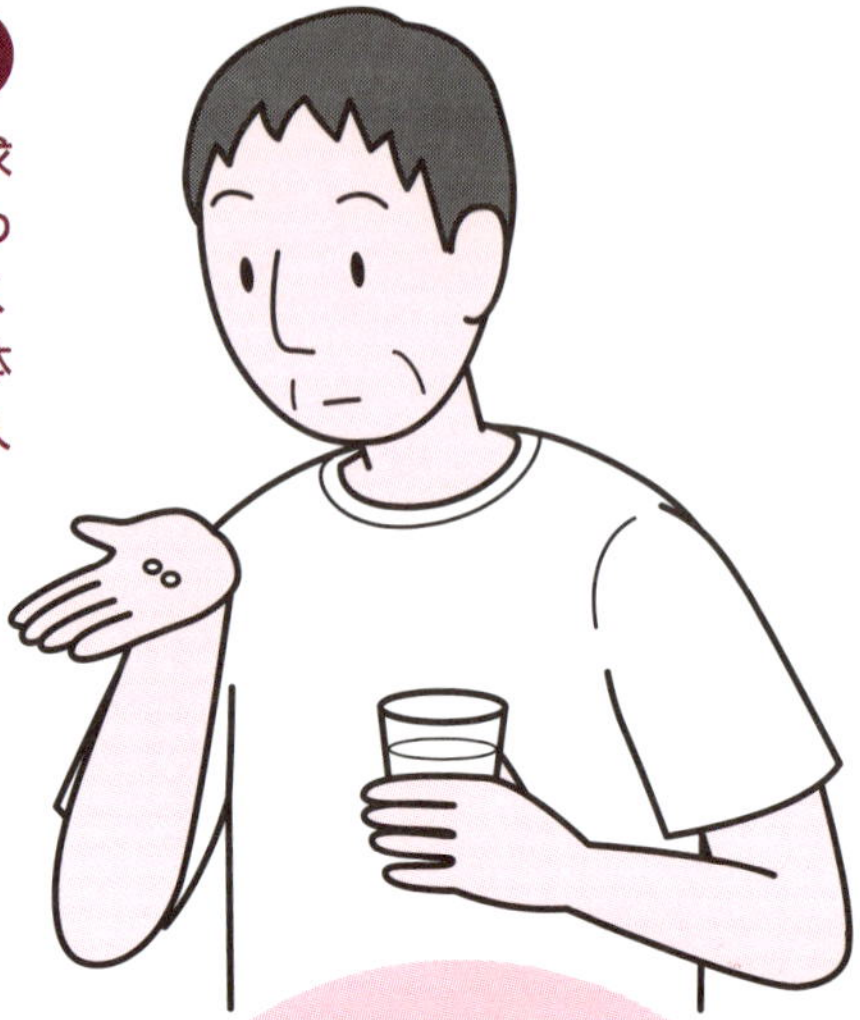

生活の見直しにとりくんでいくが、最初は飲酒欲求をなかなかおさえきれないので、薬を補助的に使う

治療の中心は生活改善

治療の中心は、心理教育や認知行動療法を受け、生活を見直していくこと。また、デイケアや自助グループに通い、アフターケアを受けること

＋

薬物療法は補助的に

治療薬を使うのは、生活改善を補助するため。薬によって飲酒欲求や飲酒行動をおさえることができるが、生活が改善してきたら、薬は減らしていく

薬の選択肢が増えている

以前はアルコール依存症の治療薬が抗酒薬しかありませんでした。しかし2013年に新しい薬が増え、近い将来に選択肢がもうひとつ増える可能性があります。薬の選択肢が増え、状態に合った薬を選ぶことができるようになってきています。

断酒する場合

治療方針として断酒を選択する場合には、中枢神経に作用して飲酒欲求をおさえるアカンプロサートという薬が第一選択となります。断酒を補助する薬です。第二選択として抗酒薬のジスルフィラムやシアナミドを使うこともあります。

アカンプロサート

商品名レグテクト。中枢神経に作用し、飲酒欲求をおさえる薬。断酒の達成・継続のために使われる

- 治療意欲の低い人でも使いやすい
- 通常は1日3回、食後に333mgを2錠服用
- 期間は6ヵ月以内。必要に応じて調整する

ジスルフィラム

商品名ノックビン。抗酒薬。肝臓のアルデヒド脱水素酵素の働きをおさえる作用がある。この薬を服用すると、飲酒時に頭痛や動悸などの症状が出るため、飲酒をおさえられる

- 治療意欲の低い人には使いにくい
- 粉薬。通常は1日0.1～0.5gを1～3回で服用
- 期間は原則的に6～12ヵ月間

シアナミド

商品名シアナマイド。抗酒薬。ジスルフィラムと同様の作用がある。シアナミドは肝臓の障害を起こすことがあるため、医師が肝機能を確認しながら処方する。

- 治療意欲の低い人には使いにくい
- 液状の薬。通常は1日50～200mgを1～2回で服用
- 期間は原則的に6～12ヵ月間

減酒する場合

減酒を目標とする場合、現在は治療薬がありませんが、今後は薬が使える可能性があります。

ナルメフェン

現在、治験中の薬。商品名未定。中枢神経のオピオイド受容体に作用し、飲酒欲求をおさえる。飲酒量の低減のための使用が想定されている

2018年7月現在、日本国内での製造販売の承認が申請されている

アフターケア①

デイケアで就労や再発予防の支援を受ける

依存症の治療では、心身の状態を回復させることだけでなく、治療後の生活を整え、再発を防ぐことも重要です。そのためにデイケアで支援を受けましょう。

治療後にも不安は残る

治療を受けて断酒を達成できても、その状態を続けていけるかどうか、不安になることがあります。そうした不安の解消や、再発の予防のために、アフターケアを受けましょう。

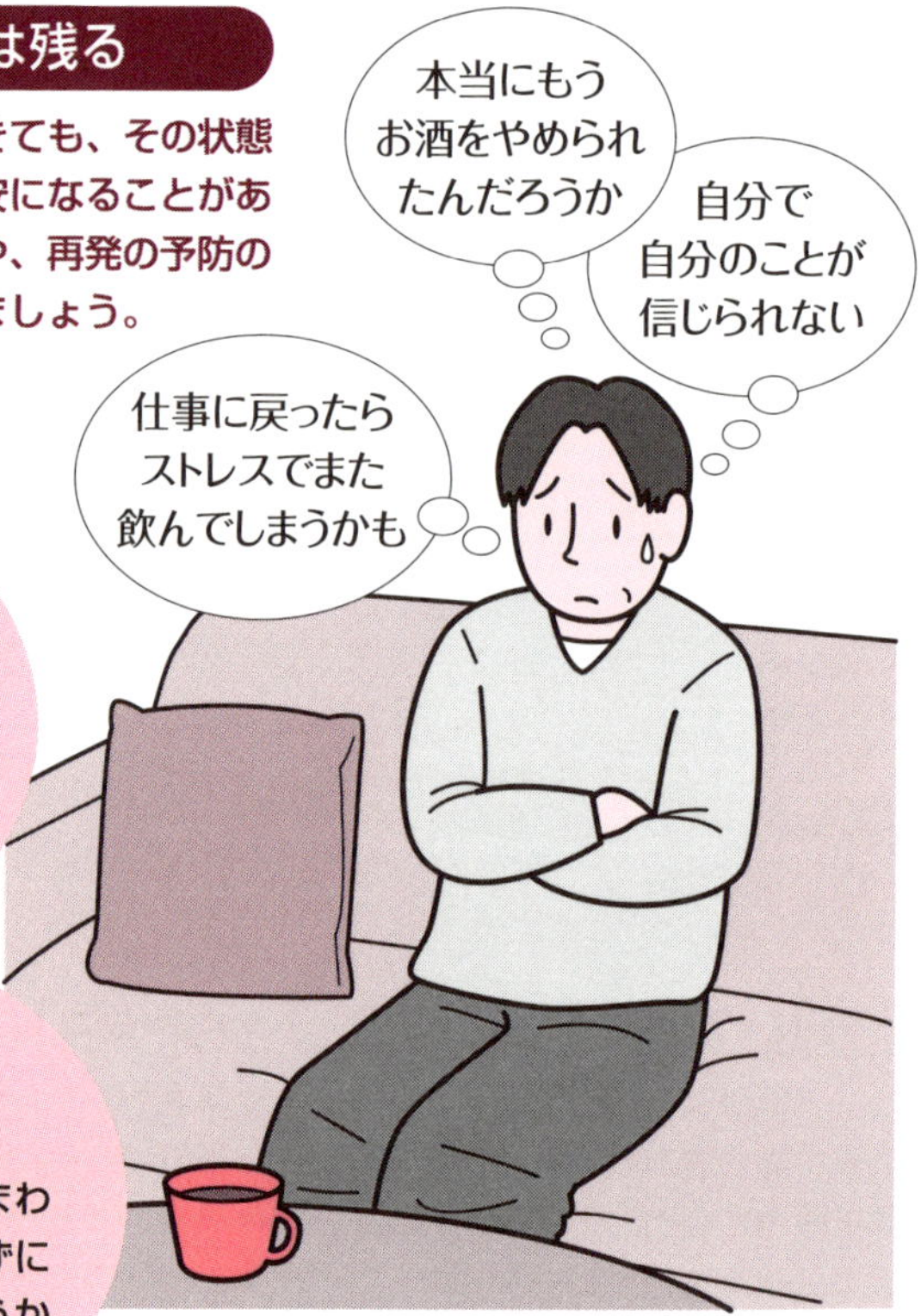

本当にもう
お酒をやめられ
たんだろうか
自分で
自分のことが
信じられない
仕事に戻ったら
ストレスでまた
飲んでしまうかも

生活・仕事の不安

日常生活や仕事を以前のようにこなせるかどうかがわからない。社会復帰することに自信がもてない

人間関係の不安

家族や友人、同僚などまわりの人と、お酒を飲まずに付き合っていけるかどうかがわからない

治療が一段落し、生活が落ち着いてくると、時間をもてあまし、不安になってくる場合がある

復帰後の挫折を防ぐために

アルコール依存症は、再発する可能性がある病気です。治療を受けて断酒しても、それで心配がなくなるわけではありません。

次は、その状態を維持することが目標となります。定期的に通院しながら、今日一日、お酒を飲まずに過ごすことを目標とし、それを一日ずつ積み重ねていきます。

そうして治療後の生活を整えていくときに、医療機関などのデイケアが頼りになります。

ひとりでは断酒を維持できそうにないという人でも、デイケアに通うことで、生活を整え、お酒関連の問題と向き合い続けることができます。

デイケアに通って生活を整える

医療機関のなかには、依存症など心の病気の人のためにデイケアを実施しているところがあります。内容は医療機関によって異なりますが、多くの場合、日中に各種のプログラムを提供し、依存症の人が生活を整えることを支援しています。

医療機関のデイケアに通う

通院先がデイケアを実施している場合には、主治医に相談する。デイケアにはアルコール依存症の人が対象のもののほかに、心の病気全般を対象とするものもある。通院先にデイケアがない場合でも、主治医に近隣の実施機関を紹介してもらえることがある

- 平日の日中に実施される場合が多い
- プログラムはスポーツや創作活動、調理、勉強会など
- 利用者どうしの座談会が開催される場合も

ほかの参加者と顔を合わせ、あいさつやおしゃべりをすることが社会復帰に向けた準備になる

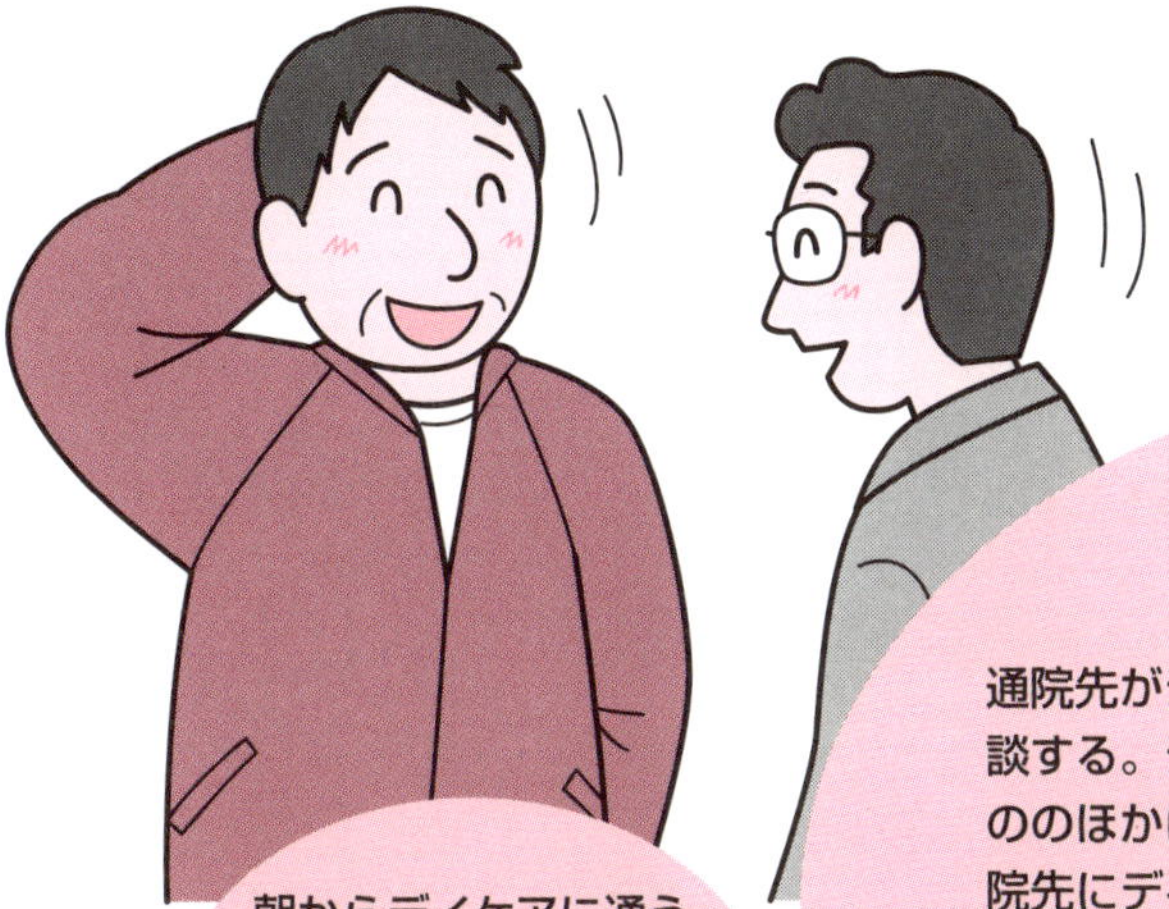

朝からデイケアに通うことで生活リズムが整う。また、人と交流することが、社会生活のリハビリになる

自宅で休んでいると手持ちぶさたでお酒に手をのばしてしまう人もいる。デイケアに通うことで再発が予防できる

治療のために休職している人、これから仕事につく人のために、復職支援のデイケアをおこなっている医療機関もある

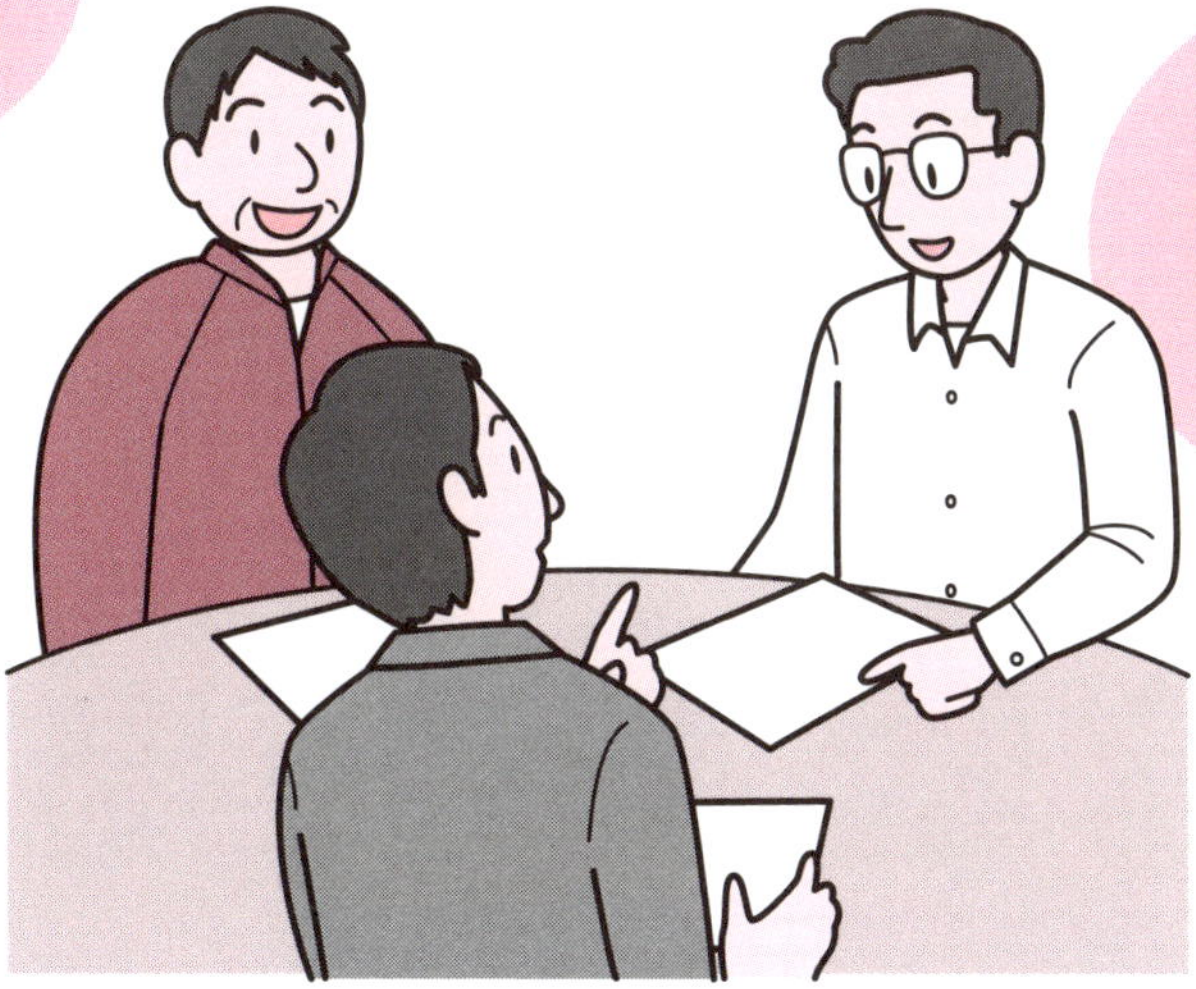

復職支援のデイケアでは、参加者が打ち合わせやパソコンを使った作業などをおこない、働くための準備をする

アフターケア②

自助グループに通い、仲間とともに断酒を続ける

アルコール依存症の治療は長く続きます。自助グループに通い、仲間と支え合うことが、長い治療生活の支えとなります。

治療と合わせて自助グループへ

医療機関で治療やデイケアを受けることと並行して、自助グループにも通うことで、治療効果がより安定しやすくなります。自助グループが治療生活の支えになるのです。

医療機関での治療

適切な診断・治療を受けるためには、医療機関を受診することが不可欠。治療の中心は医療機関に通いながら、本人が生活を見直していくこと

いつから自助グループに参加してもよい。医療機関よりも先に自助グループへ行く人もいる

自助グループでの交流

当事者が集まる自助グループに通い、ほかの参加者と交流することも、治療の支えとなる。家族や医師とは違う、同じ立場の仲間ができる

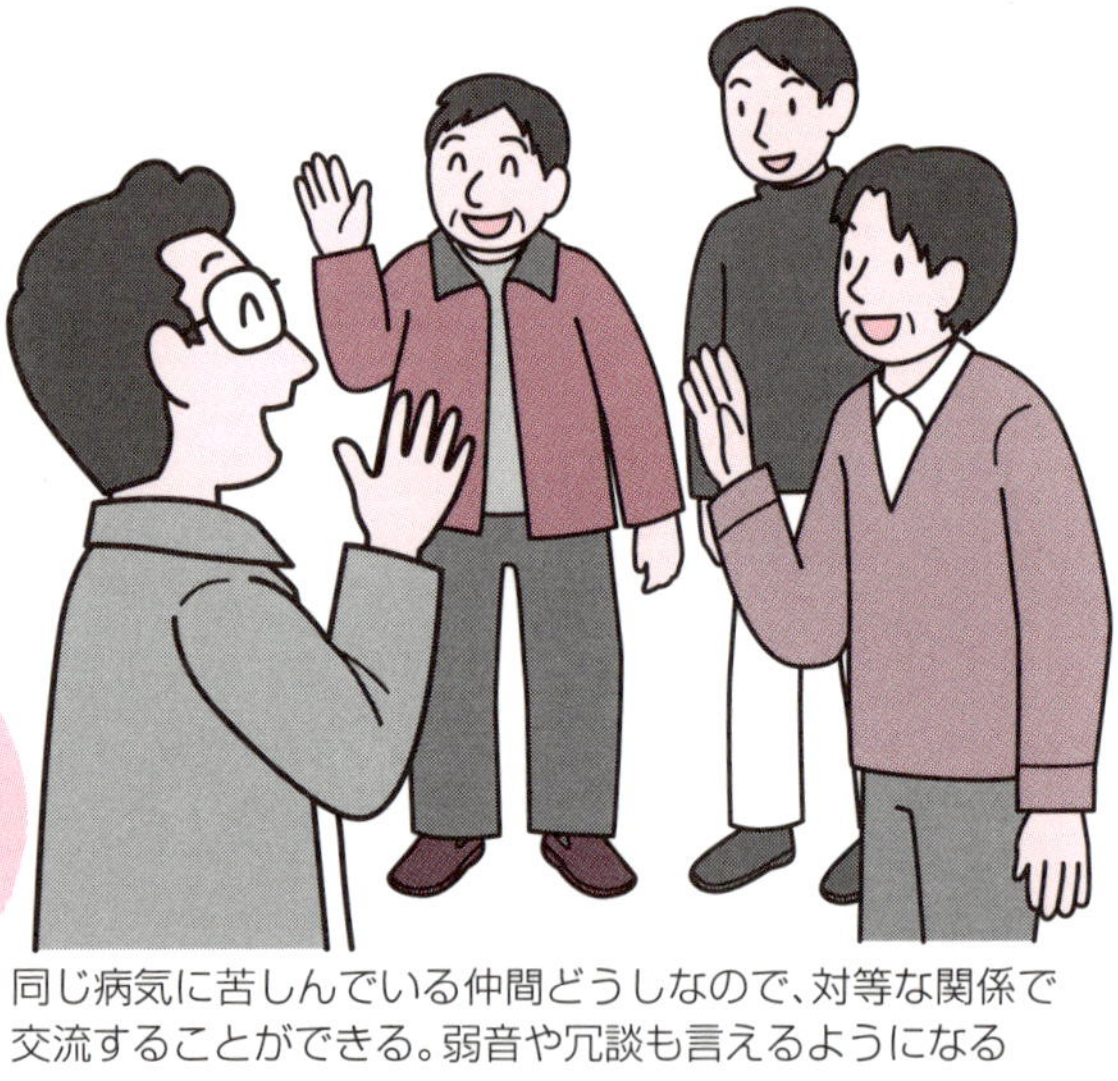

自助グループの仲間との間には「お互いに支援する」という対等な関係が築ける

ほかの当事者が悩みながら回復していく姿をみることで、孤独感がやわらぐ

同じ病気に苦しんでいる仲間どうしなので、対等な関係で交流することができる。弱音や冗談も言えるようになる

迷いが出たときの支えに

家族や医師のサポートを受けていても、長い治療生活を送っていくなかで、不安や迷い、ストレスが生じることはあります。そのとき、仲間の存在や、仲間と語り合えることが精神的な支えになります。

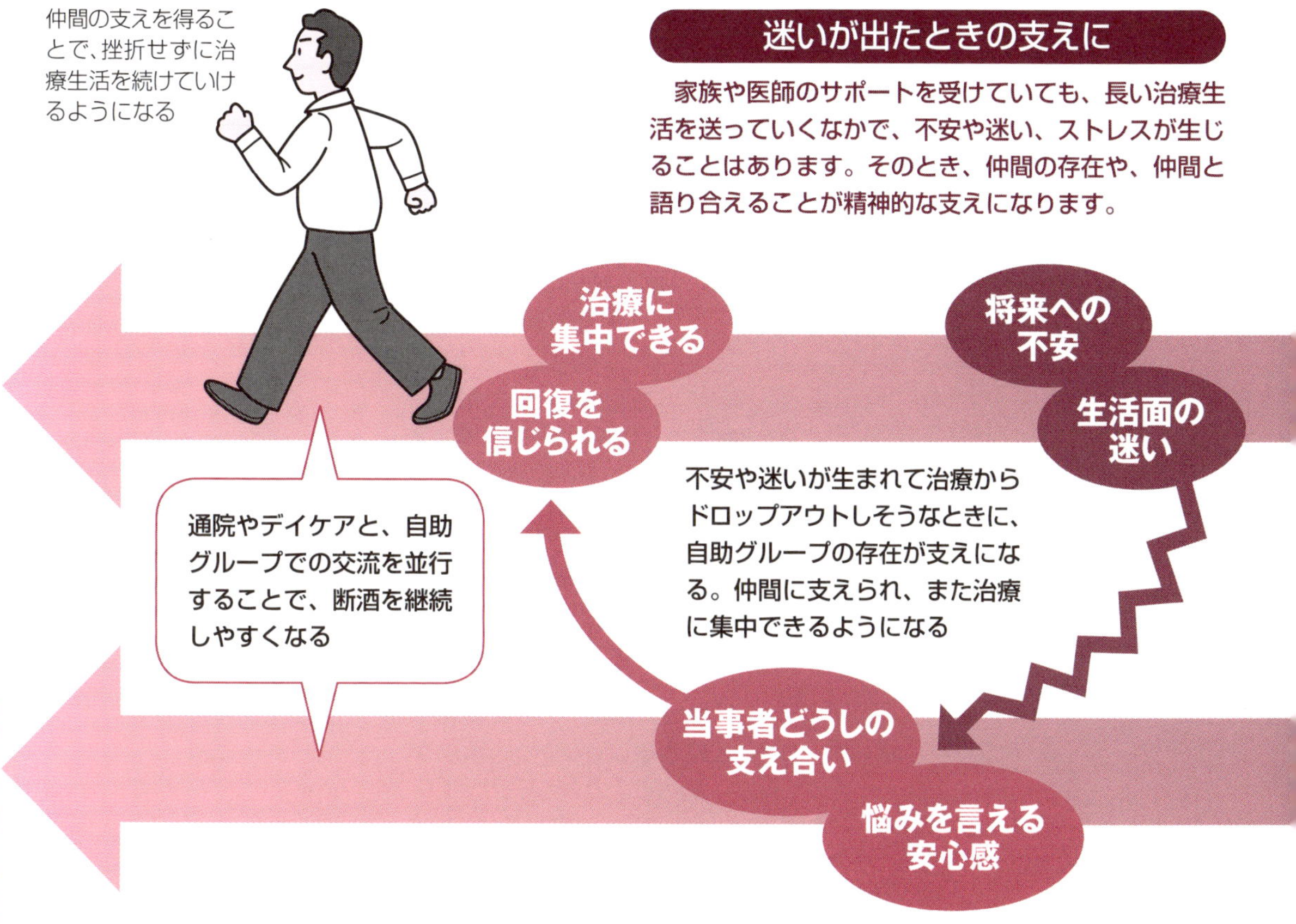

仲間の支えを得ることで、挫折せずに治療生活を続けていけるようになる
将来への不安
生活面の迷い
不安や迷いが生まれて治療からドロップアウトしそうなときに、自助グループの存在が支えになる。仲間に支えられ、また治療に集中できるようになる
当事者どうしの支え合い
悩みを言える安心感
治療に集中できる
回復を信じられる
通院やデイケアと、自助グループでの交流を並行することで、断酒を継続しやすくなる

ただ人の話を聞くだけでもよい

自助グループでは、当事者たちがお互いの病気や経験を語り合っています。しかし、誰もがなにかを語らなければいけないというわけではありません。

ただその場に参加して人の話を聞くだけでも、孤独感がやわらぎます。治療生活の参考にもなります。話したいことがなくても、気持ちが整理できていなくても、ひとまず参加してみましょう。

自分と人を比べすぎないように

自助グループには気軽に参加してよいのですが、自分の病状と人の病状を比べすぎると、不安や迷いが高まってしまう場合があるので、その点は注意しましょう。

依存症からの回復の道のりは人それぞれに違います。人と比べるのではなく、自分と仲間の回復を信じ、支え合うために参加するようにしてください。

家族ができること

たとえ再発しても、あきらめずに治療していく

アルコール依存症の治療にとりくむのは本人です。家族ができるのは、本人の治療をサポートし続けること。たとえ再発しても、本人を支え続けてください。

再発したとしても治療は間違っていない

一度は治ったはずのアルコール依存症が再発すると、本人も家族も無力感に襲われ、それまでの治療がすべて無駄だったと感じてしまいがちです。

しかし、治療は無駄ではありません。治療法が間違っていたわけでもありません。依存症は順調に治っていても、ふとしたきっかけで再発してしまう病気なのです。

そして、病気が再発すると、本人が自信を失ってしまうことがあります。そこで家族が本人を責めると、本人にはできることがなくなってしまいます。家族は本人を励まし、再び治療にとりくめるようにサポートをしてください。

よくある誤解

治らない病気だと考えてしまう

本人が治療を受けて立ち直ったようにみえても、再び飲酒をすると、家族がその姿をみて、絶望してしまうことがあります。依存症を、なにをしても治せない病気だと考えてしまうのです。

長く苦労した末に、本人がようやく医療機関に通いはじめ、治療を受けるようになる。連続飲酒が止まり、体調も生活も改善する

治ったと思っていたら、本人がふとしたきっかけでお酒を飲んでしまい、それを境にして飲酒が習慣になって、連続飲酒になる

家族は、受診をうながしても、断酒に協力しても無駄だと感じてしまう。無力感を抱き、治療をあきらめるようになる

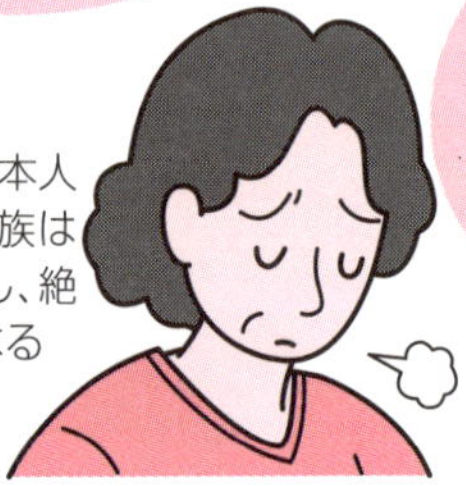

病気が再発すると本人も落ちこむが、家族はそれ以上に落胆し、絶望的な気持ちになる

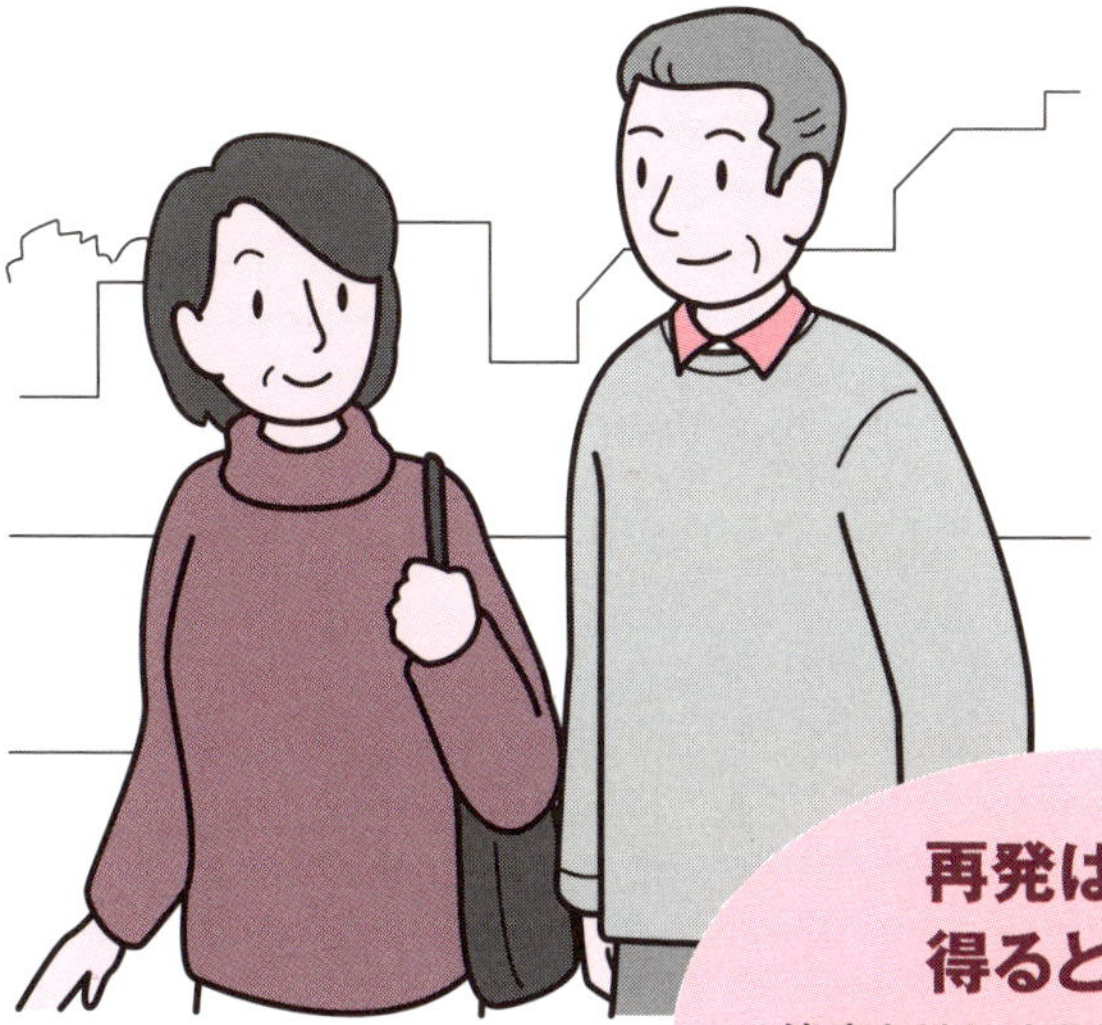

何度つまずいても、本人と家族が回復を信じて歩み続けることで、いつかお酒を飲まない生活にたどりつく

考え方を切り替える

何度再発してもやり直せばよい

依存症は再発する病気です。しかし、再発してもまた治せる病気でもあります。再発を乗り越えることも治療のひとつのプロセスだと考えて、あきらめずにまた治療にとりくんでください。本人をあまり責めないことも大切です。

再発する可能性を理解し、再発したときにすることをあらかじめ知っておけば、あきらめずに次の治療につなげていける

再発は起こり得ると考える

治療をはじめる段階から、再発する可能性があることを理解しておく。再発しても本人を責めないと決めておく

再発を記録し、治療にいかす

再発したときには、日付や飲酒量、飲酒のきっかけなどを記録し、後日主治医に伝えて、次の治療の参考にしてもらう

もう一度受診して、治療をはじめる

医療機関に再発したことを報告し、再び受診する。飲酒をひかえ、離脱症状に対処するところからもう一度治していく

いつかは治ると信じ続ける

再び治療しても、さらにまた再発してしまう場合もある。しかしいつかは治ると信じて治療を続けていく

日本ではお酒が身近で、再発を防ぎにくい

日本では、テレビをつければお酒のCMが流れ、外に出れば二四時間いつでもコンビニエンスストアでお酒が買えます。

お酒が身近で非常に手に入りやすく、依存症の治療にとりくむ人にとっては、とても暮らしにくい環境といってよいでしょう。

海外では多くの国がお酒の広告や販売に規制をかけていますが、日本には現時点でそのような動きはみられません。

病気の人や未成年の飲酒を防ぐためには、本人やまわりの人がお酒を意識的に遠ざけるようにする必要があります。

COLUMN

少しでも害を減らすための「ハーム・リダクション」

すぐにできることで状態の改善をはかる

依存症の治療では「ハーム・リダクション」という考え方が活用されています。すぐにできることを実践し、病気の害を少しでも減らそうという考え方です。

依存症は、本人が依存している物質の使用をすぐにやめれば早く治療できるのですが、それは現実的にはあまり期待できません。

本人に対して、高すぎる目標を提示すると、かえって治療が停滞する場合があります。そこで、本人が意欲的にとりくめることをまずは目標とするのが、ハーム・リダクションの考え方です。たとえば、まずは相談だけでもかまいません。それが次につながります。

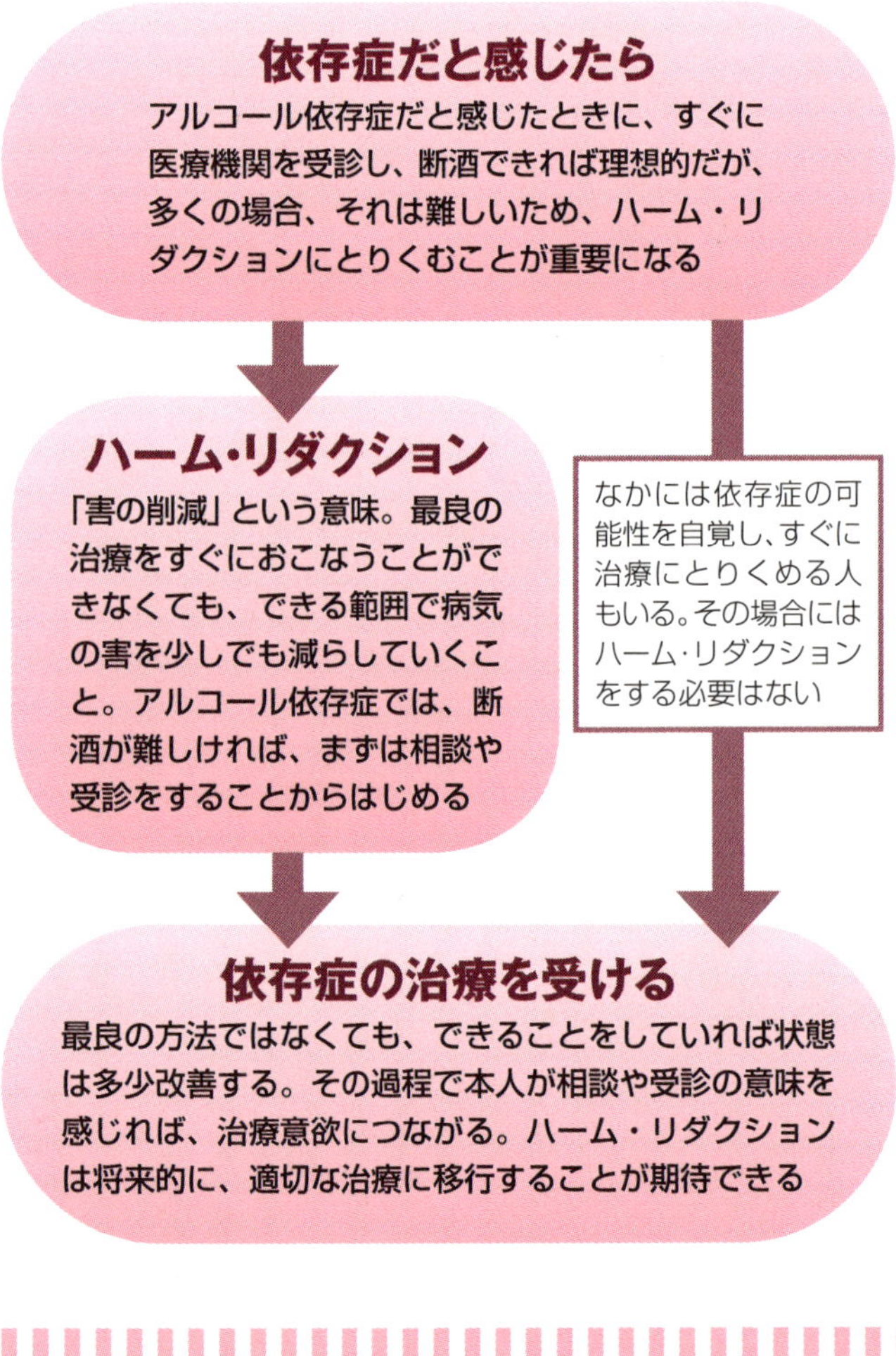
依存症だと感じたら
アルコール依存症だと感じたときに、すぐに医療機関を受診し、断酒できれば理想的だが、多くの場合、それは難しいため、ハーム・リダクションにとりくむことが重要になる
ハーム・リダクション
「害の削減」という意味。最良の治療をすぐにおこなうことができなくても、できる範囲で病気の害を少しでも減らしていくこと。アルコール依存症では、断酒が難しければ、まずは相談や受診をすることからはじめる
なかには依存症の可能性を自覚し、すぐに治療にとりくめる人もいる。その場合にはハーム・リダクションをする必要はない
依存症の治療を受ける
最良の方法ではなくても、できることをしていれば状態は多少改善する。その過程で本人が相談や受診の意味を感じれば、治療意欲につながる。ハーム・リダクションは将来的に、適切な治療に移行することが期待できる

■監修者プロフィール

樋口 進（ひぐち・すすむ）

1954年生まれ。独立行政法人国立病院機構久里浜医療センター院長。精神科医。東北大学医学部卒業後、慶應義塾大学医学部精神神経科学教室に入局。のちに国立療養所久里浜病院（現・独立行政法人国立病院機構久里浜医療センター）へ。同病院の精神科医長や臨床研究部長などを経て現職。

専門はアルコール依存やネット依存、ギャンブル依存などの予防・治療・研究。WHOアルコール関連問題研究・研修協力センター長、国際アルコール医学生物学会理事長を務めるなど、アルコール依存治療の分野で国際的に高く評価されている。主な編著書に『新・アルコールの害』（少年写真新聞社）、編集書に『アルコール・薬物関連障害の診断・治療ガイドライン』（じほう・共同編集）などがある。

■参考資料

久里浜医療センターウェブサイト

『精神医学』60巻2号（医学書院）より「アルコール依存症に対する減酒外来（Alcohol Harm Reduction Program：AHRP）の実践」

伴信太郎／樋口進監修、吉本尚／久我弘典／小松知己／長徹二編『ぼくらのアルコール診療　シチュエーション別。困ったときの対処法』（南山堂）

樋口進監修、長徹二著『市民のためのお酒とアルコール依存症を理解するためのガイドライン』（慧文社）

松本俊彦著『アルコールとうつ・自殺　──「死のトライアングル」を防ぐために』（岩波書店）

小杉好弘監修『アルコール依存症がよくわかる本　──正しい理解と回復のための68ケース』（中央法規出版）

●編集協力　石川 智、オフィス201
●カバーデザイン　松本 桂
●カバーイラスト　長谷川貴子
●本文デザイン　新谷雅宣
●本文イラスト　後藤 繭、千田和幸

健康ライブラリー イラスト版

新版《しんぱん》

アルコール依存症《いぞんしょう》から抜《ぬ》け出《だ》す本《ほん》

2018年8月21日 第1刷発行

監　修　樋口　進（ひぐち・すすむ）
発行者　渡瀬昌彦
発行所　株式会社講談社
東京都文京区音羽二丁目12-21
郵便番号　112-8001
電話番号　編集　03-5395-3560
販売　03-5395-4415
業務　03-5395-3615
印刷所　凸版印刷株式会社
製本所　株式会社若林製本工場

N.D.C. 493　98p　21cm

ISBN978-4-06-512190-0